Pflegende Angehörige brauchen Auszeiten

Betroffene und Angehörige berichten über ihren Alltag, ihre Pflege und Bürokratie

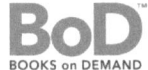

Caroline Régnard-Mayer

Pflegende Angehörige brauchen Auszeiten

Betroffene und Angehörige berichten über ihren Alltag, ihre Pflege und Bürokratie

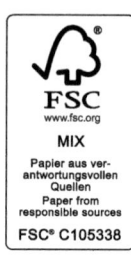

Bibliografische Information der Deutschen Nationalbibliothek:

Die Deutsche Nationalbibliothek verzeichnet diese Publikation in der Deutschen Nationalbibliografie; detaillierte bibliografische Daten sind im Internet über http://dnb.dnb.de abrufbar.

© 2017 Caroline Régnard-Mayer

Korrektorat: Kerstin Thieme / www.korrektorat-thieme.de

Buchsatz: Caroline Régnard-Mayer

Covergestaltung: Caroline Régnard-Mayer

Titelfoto: Fotolia #92435040, Alena Ozerova

Herstellung und Verlag: BoD – Books on Demand, Norderstedt

ISBN: 978-3-743181458

Prolog 7
1. Berichte Pflegender Angehöriger (PA)
1.1. Meine Jahre als „pflegende Mutter und Angehörige" zweier Kinder 14
1.2. Alltag und Pflege einer Angehörigen – Kornelia Schmid 18
1.3. Ein Text von Stefan Schmid 35
1.4. Bericht - So läuft unser Morgen mit Pflege ab 39
1.5. Pflegebericht aus Sicht einer pflegenden Angehörigen 43
1.6. Und plötzlich wurde es dunkel 45
1.7. Pflege allein zu Haus: Urlaub und Kurzzeitpflege 48
2. Allgemeines – Berichte - Gesetze
2.1. Wichtige Eckdaten rund um die Pflege 52
2.2. Manchmal ist es notwendig, auch diesen Schritt zu gehen 58
2.3. Dokumentation eines Gutachter-Termins 60
2.4. Ablauf der Pflege im Pflegeheim 69
2.5. Wer hilft den Angehörigen? 82
2.6. Entlassung eines Pflegebedürftigen aus der Klinik 88
2.7. „Gefangen" – Beschreibung einer Panikattacke 90
3. Mein Fragebogen
3.1. Fragebogen für Betroffene und Angehörige 93
3.2. Zusammenfassung der Fragebögen 96

3.3. Fragebögen, die ausgefüllt wurden und die ich
veröffentlichen darf 109

3.4. Schlusswort 159

4. Links und Tipps

Buchempfehlungen 162

Links für Hilfe oder Tipps 162

Stiftungen 163

Für Familien mit Kindern 164

Interessantes – Wissenswertes 165

Wegweiser im Gesundheitswesen 168

Ratgeber zu finanziellen und rechtlichen Fragen 170

5. Danke und eine Bitte an meine Leser 171

Prolog

Es war höchste Zeit, dieses Buch zu schreiben. Seit etwa drei Jahren reift es in meinem Kopf. Nach ausgiebiger Recherche sowie sehr vielen Gesprächen und Mails mit Betroffenen einer neurologischen Erkrankung, hauptsächlich die Multiple Sklerose, aber auch Depressionen, Alzheimer und Parkinson, verfasste ich nun dieses Buch. Im Vordergrund steht die Absicht, Angehörigen, einerlei ob Partner, Freunde oder Bekannte, ein Sprachrohr nach außen zu ermöglichen. Sie sollen und müssen endlich auch gehört werden, denn sie alle leisten großartige Arbeit und die meisten gehen täglich über ihre Grenzen. Für sie bedeutet es ein 24-Stunden-Job.

Betroffene und somit Pflegende, treten hiermit nicht in den Hintergrund. Wir leben täglich mit unseren geliebten Menschen und das Wichtigste: Bitte habt kein schlechtes Gewissen den euch pflegenden Menschen gegenüber! Denn wir und auch zu Pflegende sind in diese Situation und Lebensweise nicht selbstverschuldet hineingeraten. Sie erhielten eine Diagnose, die das Leben von heute auf morgen auf den Kopf stellte, ohne dass jemand sie gefragt hat. Auch Angehörige können von heute auf morgen erkranken. Eine fatale Situation, wenn unsere Partner, die uns pflegen und unterstützen, auch erkranken. Selbst das habe ich erlebt und hier ist eine große Portion an Umorganisation, Neuregelung des Alltags, Liebe und Toleranz nötig. Solch eine Lebensgemeinschaft werde ich am Rande auch anschneiden, aber erst mal lasse ich in meinem Buch Betroffene und hauptsächlich Angehörige zu Wort kommen.

Ich habe lange recherchiert und Angehörige ebenso wie Betroffene befragt, mich mit ihnen ausgetauscht über Monate und Jahre. Da ich selbst Betroffene einer neurologischen Erkrankung, der Multiplen Sklerose, bin, nicht gepflegt, aber tagein, tagaus unterstützt werde, erzähle ich in diesem Buch meine Sichtweise und die meiner Eltern und Kinder. Viele Jahre umsorgte ich als Pflegende Angehörige meine Tochter als Baby und Kleinkind.

Ich maße mir nicht an zu wissen, was Pflegende Angehörige rund um die Uhr, 24 Stunden am Tag, oft ohne Auszeit, leisten. Diese Menschen berichteten mir von ihrem Alltag, gaben mir ihre Pläne der Organisation in die

Hand, deswegen konnte ich authentisch schreiben. Annähernd kann ich ihre Leistungen nachempfinden, da ich selbst jahrelang gepflegt habe. Deswegen habe ich heute oft selbst ein schlechtes Gewissen meiner Familie gegenüber bezüglich meiner Erkrankung. Meine Eltern unterstützen mich seit Jahren in der Betreuung meiner Kinder, wenn es bei mir mal wieder zum Totalausfall durch Klinikaufenthalte, Rehabilitationsmaßnahmen über Wochen und Behandlungen kommt. Meine Mutter kocht und bügelt für mich, mein Vater geht für mich einkaufen oder begleitet mich, fährt mich zu Terminen in Kliniken und zu Ärzten. Beide betreuen meine Kinder und strukturieren den Alltag, besuchen mich bei Klinikaufenthalten und noch so vieles mehr. Ihre mentale Unterstützung ist ein fester Bestandteil in meinem Leben, da mein geschiedener Mann vor fünf Jahren verstorben ist und er die Zeit davor nicht unterstützen konnte und wollte. Sehr, sehr wenige Freunde begleiten mich heute und helfen mir in „Notsituationen". Auch dieses Phänomen erfuhr ich in vielen Gesprächen mit Angehörigen. Jeder ist am Ende allein und auf sich gestellt, wenn es um die Pflege und die Organisation des Alltags geht. Oft war ich erschüttert und traurig, welch Leid sich hinter der Fassade eines Menschen abspielt. Mit heroischer Gelassenheit und gespielten Lächeln setzen diese Menschen nach außen eine Maske auf, um sich selbst nicht zu verlieren, um stark für ihre Lieben zu sein und sich dabei selbst vergessen beziehungsweise vergessen müssen. Denn ansonsten könnten sie diese 24-Stunden-Aufgaben nicht bewältigen. Aufgebürdet werden diesen pflegenden Angehörigen die Bürokratie unserer Krankenkassen und Gesetze der Regierung. Ein Kampf, der in der Regel Wochen bis Monate dauert, häufig Einsprüche gegen Bescheide nach sich zieht sowie finanzielle Engpässe durch den Verlust des eigenen Arbeitsplatzes bedeutet.

Als ich meinen Fragebogen aufsetzte und mir bewusst machte, was wichtig ist, konnte ich nicht ahnen, welche Lawine der Hilfsbereitschaft ich lostrat. Konkret erfuhr ich, dass Angehörige Redebedarf und Hilfe benötigen. Ich werde das Buch weiterleiten an entsprechende Stellen, wie den VdK und das Ministerium in Mainz. In der Hoffnung, einen kleinen Meilenstein zu bewirken, dass WIR Beihilfe bekommen in Form von neuen Gesetzen und Beratungen, damit Angehörige nicht nur mehr finanzielle Hilfen erhalten, sondern auch mental unterstützt und unbürokratische Lösungen gefunden werden. Es ist ebenfalls wichtig, dem Anschein nach noch wichtiger, dass Pflegende Angehörige Auszeiten erhalten, um die häuslichen Situationen besser meistern zu können. Denn ein 24-Stunden-Job ohne Stunden oder Tage an Freizeit hält auf die Dauer niemand aus UND doch müssen erschreckend viele Familienmitglieder, nicht nur die Partner, auch viele Kinder, diese Zustände mittragen.

Bevor ich richtig an dem Manuskript zu schreiben begann, erstellte ich den Fragebogen und bat auf Facebook um Hilfe. So schnell konnte ich gar nicht schauen, wie die ersten Rückmeldungen kamen und ich verschickte meinen Fragebogen.

Viele wissen, dass ich von der neurologischen Erkrankung Multiple Sklerose (MS) betroffen bin. Mittlerweile nicht mehr im schubförmigen Verlauf, sondern im sekundär chronisch progredienten Verlauf und viele Symptome haben sich manifestiert. Erste Symptome zeigten sich 1995 nach der Geburt meiner Tochter, die Diagnose erhielt ich aber erst 2004. Die Jahre danach waren von Schüben geprägt, einer nach dem anderen, und legten meinen Alltag lahm. Keine Basistherapie griff und selbst die Eskalationstherapie hielt meine MS nur bedingt auf. Heute bin ich fast austherapiert, nur noch Mitoxantron (abgeschwächte Chemotherapie) steht im Raum, was ich bis jetzt verweigert habe. Mein Leben drehte sich 2004 um 180 Grad, jahrelang kämpfte ich gegen den Dämon MS und die Depression. Heute nicht mehr! Ich habe akzeptiert und einen guten neuen Weg für mich gefunden. Doch die Berg- und Talfahrt begleitet mich weiterhin. Dennoch habe ich sie besser im Griff. Hilfsmittel zogen bei mir ein und ich wehrte mich auch nicht mehr gegen einen Rollstuhl. Er bedeutet heute für mich Teilhabe am Leben.

Meine Kinder waren bei meiner Diagnosestellung neun und fünf Jahre alt. Sie haben viel mitgetragen und erdulden müssen. Finanzielle Engpässe, diverse Familienhelferinnen und Alltagsveränderungen. Dennoch schafften wir es gemeinsam. Ich bin stolz, dass ich trotz mancher sehr schweren Situation zwei ganz tolle Kinder habe, die zielstrebig, hilfsbereit und voller Lebenslust sind. Dafür bin ich sehr dankbar. Doch Narben trugen sie sicher davon.

Die Diagnose forderte ebenso meine Eltern, die ihr Leben auch neu regeln mussten, denn sie unterstützen mich bis heute. Kurz nach meiner Diagnose ging mein Vater vorzeitig mit Abfindung in Rente, was für uns ein Segen war, für meine Eltern heute aber finanzielle Einbußen bedeutet. Von psychischen Belastungen ganz zu schweigen.

Freunde kamen und gingen in den letzten Jahren. Nur sehr wenige begleiten mich noch heute. Mit zwei sehr wichtigen Menschen, die nicht mehr hier leben, verbindet mich eine wertvolle Freundschaft. Beate kenne ich seit dem 6. Lebensjahr und leider ist sie nun auch an der MS erkrankt. Sie ist eine der bedeutendsten Bezugspersonen in meinem Leben. Ebenso kann ich mich auf meine Autorenfreundinnen Heidi und Wiebke immer verlassen. Bei Letzterer ist leider ihr Mann an Multiple Sklerose erkrankt und sie pflegt ihn rund um die Uhr. Mit wenigen Bekannten treffe ich mich noch, denn der Alltag eines Gesunden sieht einfach anders aus. Aber ich nehme dies nicht verbittert hin, es ist eben so, wie es ist. Ich habe auch gelernt, alleine zu sein, in sehr wenigen Momenten fühle ich mich jedoch einsam.

Mit diesem Buch möchte ich die Lobby für Pflegende Angehörige stärken und versuchen, dass Menschen, die unsere Geschichten lesen, Verständnis erlangen, damit sie uns zuhören, unser Leben und unseren Alltag akzeptieren und verstehen, warum er uns verändert hat, nämlich durch unsere Erkrankungen. Vor allem soll es Angehörige zum gegenseitigen Austausch führen, deswegen auch hilfreiche Links am Ende des Buchs. Die aufgeschriebenen Berichte sollen die Regierung und Ämter sensibilisieren und neue Gesetze für uns zustande bringen. Freiräume schaffen für Angehörige und Betroffene. Es kann doch nicht sein, dass in unserer modernen Gesellschaft Pflegende Angehörige nicht die nötige Akzeptanz, Zuwendung und Unterstützung bekommen!

Es liegt mir sehr auf der Seele, diese Menschen zu unterstützen. Denn auch durch meine Situation musste und werde ich noch oft Hilfe „einfordern" müssen. Mich belastet meine Lage und mein Zustand, ebenso die meiner Kinder und Eltern, die dem Ganzen hilflos gegenüberstehen.

Bei der letzten Verschlechterung meiner MS im Juli 2016 (zuerst Schlaganfall-Verdacht, dann „nur" die MS) mit massiven Sprachstörungen, Gehstreckenverschlechterung und totaler Erschöpfung wurde ich alleine gelassen von der Krankenkasse und den bestehenden Gesetzen. Mein Neurologe verschrieb mir eine Haushaltshilfe, nachdem ich eine Woche im Überwachungsraum des Pfalzklinikums lag und zu Hause dann meinen Haushalt nicht führen konnte. Die Sozialstationen in Landau hatten alle Wartezeiten von mehr als zwei Wochen. Die Kasse meinte dann lapidar, ich sollte mir privat jemanden suchen. Aber wer bitte zaubert auf die Schnelle eine Haushaltshilfe aus dem Ärmel? Speziell in meinem Fall, wenn man handlungsunfähig ist. Ich nicht. Sorry. In solchen Situationen bin ich schachmatt gesetzt von der Erkrankung und den bestehenden Gesetzen. Und ich bin kein Einzelfall!

Beim letzten Aufenthalt im Oktober 2016 in der neurologischen Selzer-Klinik traf ich zwei Ehepaare. Beide Frauen waren an Multiple Sklerose erkrankt. Der Partner pflegte und unterstützte seine Angehörige, folglich seine Frau. Ich kam mit dem einen Mann oft ins Gespräch und ohne zu jammern erzählte er mir von seiner schweren Situation, seinem 24-Stunden-Alltag. Er war dankbar, dass er mit seiner Frau in der Klinik eine Auszeit verbringen durfte. Es graute ihm aber vor daheim, da er dann wieder rund um die Uhr ausschließlich seine Frau pflegen würde. Mitarbeiter der Sozialstation kommen zwar zweimal die Woche, um beim Duschen zu helfen, aber ansonsten wäre er alleine. Auszeiten von Stunden, gar Tagen seien für ihn unmöglich.

Mich machte das traurig und gleichzeitig bin ich bestürzt. Wie oft habe ich solche Geschichten erzählt bekommen und immer wieder erhalte ich Anfragen über Mail oder Facebook nach Möglichkeiten der Unterstützung oder Anträgen, die man stellen kann. Viele wissen, dass ich mich neben dem Bücher schreiben auch ehrenamtlich bei der DMSG Rheinland-Pfalz engagiere. Doch hier kann ich nur das Wissen vermitteln, das ich selbst erfahren habe, das ich mir in all den Jahren angeeignet habe. Aber ich bediene mich der Möglichkeit der Unterstützung durch den Landesverband in Mainz und erfahre dort immer Hilfe. Dadurch vermittle ich Kontakte und gebe die erhaltenen Informationen weiter. Oft schreibe ich über neue Gesetze und Änderungen auf meinem Blog.

Ich habe alle Fragebögen ausgewertet und die Gespräche, die ich in den letzten Jahren führte, nicht nur als Betroffene und Autorin, sondern auch in der Funktion als Gruppenleiterin der Landauer MS-Selbsthilfegruppe. Manchmal erschütterte mich das Erzählte, oft war ich traurig und fassungslos, meine Gefühle fuhren Achterbahn. Umso mehr erkannte ich die Notwendigkeit, auf pflegende und unterstützende Angehörige aufmerksam zu machen.

Befragt wurden von mir Erkrankte und Familienmitglieder. Alltagspläne und Aussagen einer Gruppe für Pflegende Angehörige durfte ich ebenfalls verwenden. Das macht das Buch authentisch. Jeder, der mich kennt oder bereits ein Buch von mir gelesen hat, weiß, dass ich nichts beschönige, denn nur so kann ich Menschen wahrheitsgetreu beraten, informieren und mich austauschen.

Die Multiple Sklerose ist eine fiese Erkrankung und unberechenbar. Warum soll ich sie dann schönreden und nicht das schreiben, was wirklich mit mir durch sie passiert? Ich bin trotz allem ein positiv denkender Mensch, der oft noch relativ hoffnungsvoll in die Zukunft blickt. Auch ich habe Ängste und eine riesige Geschichte hinter mir, aber Authentizität, also Glaubwürdigkeit und Echtheit, gehören in all meinen Büchern dazu.

Das, was ich jetzt schreibe, klingt in manchen Ohren hart, aber es ist die Wahrheit. Wenn wir unsere Angehörigen nicht unterstützen und auch „pflegen", dann können sie nicht mehr „funktionieren". Sie opfern sich für ihre Liebsten auf, für uns Betroffene, und eigentlich wollen beide Seiten, Angehöriger und Pflegebedürftiger, das Gleiche: Respekt, Akzeptanz und Hilfe von außen!

Wichtige Abkürzungen, bevor Sie, liebe Leser und Leserinnen, mit dem Lesen beginnen:

PA = Pflegender Angehöriger

PE = Pflegeempfänger

Stärken wir die Lobby für Pflegende Angehörige – sind Sie dabei? Ich würde mich sehr freuen – als erkrankter Mensch und aus Empathie für Pflegende.

1. Berichte Pflegender Angehöriger (PA)

1.1. Meine Jahre als „pflegende Mutter und Angehörige" zweier Kinder

Nach der Geburt meiner heute erwachsenen Tochter war ich selbst Pflegende Angehörige. Natürlich in erster Linie Mutter. Aber ich möchte gerne anhand unseres Alltags aufzeichnen, was es bedeutet, ein schwerkrankes Kind zu pflegen. Von Geburt an bis zum dritten Lebensjahr pflegte ich meine Tochter rund um die Uhr. Danach erkrankte mein Sohn. Die Jahre der Pflege vermischten sich irgendwann. Ohne Mitleid erregen zu wollen, berichte ich hier. Auch ich stand einmal auf der „anderen Seite". Damals Pflegende Angehörige, heute Betroffene einer neurologischen Erkrankung, die selbst Unterstützung braucht. Welch Ironie des Schicksals.

Inzwischen ist es ein ganzes Weilchen her, aber diese Jahre und die danach stecken mir emotional noch heute in den Knochen. Damals brach auch meine MS aus. Heute wundere ich mich nicht mehr, warum dies geschah.

Mein Sonnenschein, mein erstes Kind, wurde mit einer beidseitigen, stark ausgeprägten Hüftdysplasie, links mit Luxation, geboren. Nachdem meine Tochter Sarah drei Tage lang nach der Geburt in der Klinik nur schrie, kaum schlief und gestillt werden konnte, wurde sie vom Kinderarzt der Entbindungsstation untersucht. Exakt solche Momente, die mein Blut zum Stocken brachten, wurden in den kommenden Jahren zum Alltag. An der linken Hüfte war die Gelenkpfanne nicht vorhanden, also fixierte man sie erst mal in einer Hüftschiene. Ihre Beinchen wurden beidseitig in gespreizter Form fixiert, somit war ihr kleiner Körper mit Gurten von den Schultern bis zu den Beinen eingeschnürt. Es brach mir fast das Herz. Der Orthopäde, den ich nach der Klinikentlassung aufsuchte, schickte mich nach erfolgtem Ultraschall sofort weiter in die Kinderorthopädie eines Erlanger Krankenhauses. Ein Glücksfall, denn ab diesem Zeitpunkt betreute sie der leitende Oberarzt, spezialisiert auf Babys, Kleinkinder und Jugendliche mit Hüfterkrankungen, und späterer Operateur meiner Tochter. Meine kleine Sarah wurde mit knapp fünf, sieben, dreizehn und zwanzig Monaten an der linken

Hüfte operiert. Die andere Hüfte konnte durch die nun ständig in Spreizform fixierten Hüften und Beine mitwachsen und ausreifen. Mit zwei Monaten kam leider eine schwere obstruktive Bronchitis dazu, die sich zu einem schweren Asthma entwickelte. Da ich die Pflege alleine übernahm beziehungsweise übernehmen musste, mein Mann klinkte sich aus, begann ein Ausnahmezustand. Er brachte mich körperlich nicht an, sondern über meine Grenzen. Chronische Erschöpfung, Schlafentzug und Sensibilitätsstörungen in Armen und Beinen waren die Folge. Gekonnt ignorierte ich sie. Ich informierte mich ständig über Behandlungsmöglichkeiten und Pflege bezüglich der Hüfte wie auch der schweren, immer wiederkehrenden Asthmaanfälle. Die MS lag auf der Lauer und schlug erbarmungslos Jahre später zu. Während der Zeit der Pflege meiner Tochter zum Glück nur dezent. Ich schenkte meinen Unpässlichkeiten keinerlei Beachtung.

Die 24-Stunden-Rund-um-die-Uhr-Pflege war für mich nicht das Schlimmste, auch wenn ich oft kraftlos und total erschöpft allein auf dem Boden saß und bitterlich weinte oder betete, wenn Sarah schlief. Es waren die Augen meiner Tochter, die mich traurig anblickten; ihr verzweifeltes Schreien, da sie nicht sprechen konnte als kleines Würmchen; der Versuch, wie andere Kinder zu greifen und sich zu bewegen; ihre Schmerzen; die Behandlungen, all das verfolgt mich heute noch. Es gibt so viele Momente, die ich ihr gerne erspart hätte, aber ich musste stark für sie sein, damit sie heute ein relativ beschwerdefreies Leben führen kann.

Während meine kleine Tochter nach den Operationen mit fünf und dreizehn Monaten von unter den Armen bis zu den Füßen eingegipst wurde, entwickelten sich die Nächte zu einem wahren Albtraum für uns beide. Denn es kamen des Weiteren Asthmaanfälle dazu. Ich verbrachte die Nächte meistens im Sitzen und hielt ihr Köpfchen, damit sie Luft bekam. Das Inhalationsgerät und die Notfallmedikamente in unmittelbarer Nähe. Die kleineren Operationen mit sieben und zwanzig Monaten liefen ohne Gipsbett ab, danach wurde sie „nur" mit diversen Hüftschienen wieder fixiert. Trotzdem waren die Tage und Nächte nicht minder albtraumartig geprägt.

Nachts weckte mich alle eineinhalb Stunden der Wecker, damit ich Sarahs Binden und Windeln wechseln konnte. Mit der Taschenlampe zwischen den Zähnen, um kein großes Licht einschalten zu müssen, bemühte ich mich um den schmalen Schlitz der Ausscheidungsorgane, den der Gips gerade so freiließ. Denn ich wollte auf jeden Fall verhindern, dass Urin oder Stuhl in den Gips liefen, sonst hätte der Gips schimmeln können. Sie hören richtig. Ich habe es an anderen Kindern gesehen und die Haut beim Entfernen des Gipses nach sechs Wochen sah schlimm aus. Die Tage verliefen nach demselben Schema, nur ohne Taschenlampe und Wecker. Dazwischen, in den akuten Asthmasituationen, musste ich alle zwei Stunden mein Mäuschen inhalieren. Meistens war ich allein, meine Eltern wohnten damals zu weit weg und meine Mutter konnte mich nur alle paar Wochen für kurze Zeit unterstützen. Mein Mann arbeitete und ging oft und gern auf Dienstreisen. Aus diesen Gründen baute ich mir eine Vorrichtung im Badezimmer. Solche Hüftschienen können sehr schwer und unpraktisch sein, schließlich hat man nur zwei Hände. Da Sarah gespreizt fixiert war, führte eine Stange immer von Oberschenkel zu Oberschenkel. Ich hängte sie mit einem Haken an dieser Stelle ein, der an einer Schnur und an der Decke befestigt war. Somit konnte ich ihren Po leicht heben, sie pflegen und waschen.

Kleider mussten aufgeschnitten und an den Beinen und Hüftteilen mit Druckknöpfen versehen werden. Das Tragen von normalen Stramplern oder Höschen war in den ersten zwei Lebensjahren nicht möglich. Das Stillen und Füttern kam einer Tortur gleich, da sie in ihrer unbequemen Lage einfach nicht essen wollte. Um zu verhindern, dass ihre motorische Entwicklung sich bei dem ganzen Dilemma verzögerte, erdachte ich mir vieles, das sie liegend, vom Boden aus, greifen konnte. Ich spannte beispielsweise eine Schnur von Sessel zu Sessel und befestigte daran alle möglichen Dinge, die knisterten, leicht greifbar und aus verschiedenen Materialien waren.

Das Schlimmste für mich in diesen Jahren war, dass ich mein Baby von Anfang an nicht an mich drücken konnte. Immer waren Metall, Bänder und Plastikschalen zwischen uns. Ich musste stets vorsichtig mit ihren Beinchen sein, ebenso mit ihrem Oberkörper, der von der Muskulatur her instabil war. Es war eine furchtbare Zeit und ist nicht mit Worten zu beschreiben, welche

Trauer ich durchmachte, denn meinem Baby fehlten diese Berührungen und Streicheleinheiten genauso wie mir.

Sitzen erlernte Sarah erst mit zweiundzwanzig Monaten und Stehen mit etwa dreiundzwanzig Monaten. Meine Tochter war ein sehr unruhiges Kind, das mit vier Jahren noch nicht durchschlief. Unterdessen wurde mein Sohn Joel geboren, der mit acht Monaten ebenfalls eine beidseitige Hüftdysplasie diagnostiziert bekam. Nun hatte ich zwei zu pflegende Kinder.

Klinikaufenthalte, Arzttermine für zwei Kinder, Besuche bei der Physiotherapie mit beiden und Übungen, die ich zu Hause dreimal am Tag mit Joel durchführen musste, Inhalationen drei- bis fünfmal am Tag mit Sarah und vieles mehr. Normalität stellte sich erst viele Jahre später ein. Joel musste nicht operiert werden und seine Hüften sind heute sehr gut ausgereift. Doch eine Beinverkürzung, die aber in seinem 13. Lebensjahr operiert wurde, kam bei ihm dazu. Er ist mittlerweile ein kerngesunder 17-jähriger Mann. Sarah leidet heute noch an Asthma, das medikamentös gut eingestellt ist. Ihre linke operierte Hüfte zeigt seit vier Jahren eine Nekrosebildung im Hüftkopf … man wird sehen, was sich daraus entwickelt. Ich möchte noch nicht darüber nachdenken. Zu viel weiß ich über dieses Thema.

Meine MS ist 2004 diagnostiziert worden. Sie schreitet voran, zurzeit mit großen Schritten, aber davon lasse ich mich nicht unterkriegen. Ich habe zwei tolle Kinder und wir sind füreinander da. Mein Mann, der 2001 an einem Gehirntumor erkrankte und sich von uns trennte, nachdem ich ihn kurze Zeit pflegte, verstarb 2011.

Gut, dass wir nicht wissen, was im Leben auf uns zukommt.

1.2. Alltag und Pflege einer Angehörigen – Kornelia Schmid

Per Zufall lernte ich virtuell Kornelia auf Facebook durch ihre Gruppe „Pflegende Angehörige" kennen und was ich dort lese, macht mich traurig, ist erschütternd und unfassbar. Doch das Beste ist, dass Kornelia mit ihrer Gruppe eine Plattform zum Austauschen und Diskutieren bietet, ein Forum für gegenseitige Unterstützung und Hilfe. Über 3200 Mitglieder fasst die Community und täglich kommen neue hinzu. Jeder wird dort ernst genommen, das Miteinander finde ich sehr bemerkenswert und es zeigt mir, wie groß die Not und der Redebedarf unter den pflegenden Angehörigen ist. Jeder postet Neuigkeiten zu Gesetzen, Informationsquellen und seine Erfahrungen bei der Pflege seines Angehörigen, von denen er findet, dass andere daran teilhaben sollten. Diese Gruppe leistet Großartiges und ich bin sehr froh, dass ich Kornelia gefunden habe. Auch ich profitiere davon, denn erstens bin ich selbst Betroffene einer chronischen Erkrankung und brauche Unterstützung und zweitens sind meine Eltern in einem Alter, wo ich noch nicht pflege, aber unterstütze.

Hier eine kurze Vorstellung von Kornelia Schmid, Gründerin der Gruppe „Pflegende Angehörige":

»1994, als unsere drei Kinder noch klein waren (6, 3, 1), erkrankte mein Mann an Multiple Sklerose. Lange pflegte ich und es war mir nicht bewusst, dass ich nur funktionierte. 2013 eröffnete ich, um nicht alleine zu sein, die Facebook-Gruppe „Pflegende Angehörige". Diese wuchs schnell und plötzlich wurde mir klar, dass ich mich auch privat, politisch und sozial engagieren muss. Ich kann nur sagen: Wer nach Liebe sucht, nach Menschen, die wirklich lieben, findet sie in dieser Gruppe. ♥ 2014 gab ich meinen Halbtagsjob im Alter von 55 Jahren auf. Mit der Gefahr, in einer „Pflege-Partnerschafts-Symbiose" zu leben und als eigene Person zu schrumpfen in eine „Pflege-Frau", kämpfe ich ständig. Denn dies passiert schnell. Hier ist mir der Aufruf an meine Gruppenmitglieder sehr wichtig: „Passt auf euch auf!" Zum Glück kann ich dies, da wir durch den familiären Zusammenhalt in einem 3-Generationenhaus füreinander da sind. Dafür bin ich sehr dankbar. Dies will ich an meine Gruppe weitergeben.

Mein Mann hat Pflegestufe 3. Sein rechter Arm verleiht ihm noch ein Stück Selbstständigkeit. Doch wie lange noch?«

Link zur Gruppe: https://www.facebook.com/groups/167270753432104/

Ich danke Kornelia von Herzen für ihre Schautafeln und Fotos. Vordergründig aber natürlich auch für die tolle Arbeit, die sie in ihrer Gruppe leistet. Ich ziehe den Hut vor so einer großartigen Frau, die nebenher eine 24-Stunden-Pflege zu leisten hat. Sie hat mir einiges an Notizen zur Verfügung gestellt, die ich im folgenden Kapitel zusammenfassen werde.

Da die Notizen von Kornelia stichpunktartig sind und von ihr von fünf Tafeln abfotografiert wurden, teile ich sie auch in fünf Schwerpunkte ein. Meine Erfahrungen habe ich ebenfalls mit einfließen lassen.

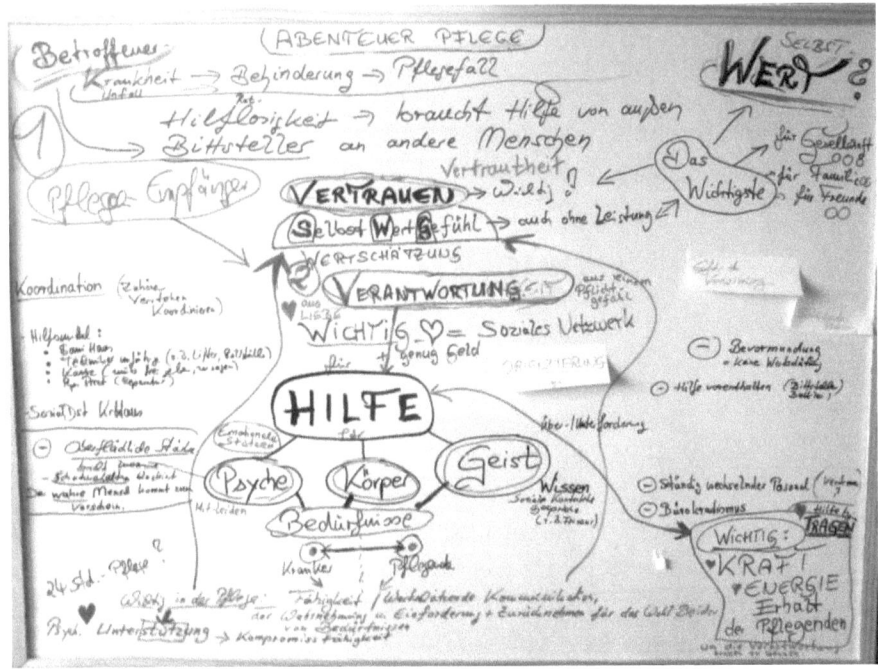

1. NETZ

Das Konstrukt der Pflege besteht aus dem **Herzstück „Familie", das sich aus pflegenden Angehörigen und Pflegebedürftigen** zusammensetzt. Auf dieses Zentrum wirken beispielsweise:

- Kranken-/Pflegekassen
- ambulante Pflegedienste, z. B. Johanniter, Caritas, Diakonie
- Stationäre Pflege
- Rehabilitation
- Ergotherapie und
- Krankengymnastik
- Medikamente

All diese Institutionen und Praxen unterstützen die Familie, also den Angehörigen und den Betroffenen, behandeln ihn und sorgen für Stabilität und Linderung.

Der **Hausarzt und Facharzt** sind ständige medizinische Begleiter, verordnen Medikamente, Therapien und Hilfsmittel.

Das zuständige **Sanitätshaus** wird von den Krankenkassen bestimmt. Leider habe ich die Erfahrung machen müssen, dass mein Rollstuhl als einziges Hilfsmittel von einem anderen Sanitätshaus geliefert wurde. Unsere Bürokratie ist undurchsichtig. Als hätte man nicht genug zu besorgen und Lauferei mit den Rezepten, muss ich nun auch noch zwei Sanitätshäuser anfahren.

Nach Vorlage eines Rezeptes können Windeln, Hygienevorlagen, Gehstöcke, Rollatoren, Betten und Sonstiges im Sanitätsgeschäft bestellt werden. Bei wenigen Dingen kommt ein Berater ins Haus, außer es handelt sich beispielsweise um Hebestangen- und griffe fürs Bad oder das Bewegungsrad für Hände und Beine der Fa. Reck. Aber das wird dem Angehörigen oder Betroffenen mitgeteilt und ein Termin wird vereinbart. Ich rate jedem, rufen Sie vorher an und sparen Sie sich den Weg ins Geschäft. Vieles kann per Telefon geklärt werden, spart Zeit und Kraft. Die Berater und Zulieferer, die ins Haus kommen, habe ich bis jetzt als sehr kompetent erlebt. Sie nehmen sich die Zeit, um mit dem Angehörigen/Betroffenen nach guten Lösungen zu suchen. Eines muss ich jedoch berichten und es wurde mir auch beim Austausch mit anderen bestätigt: Oft dauert die Lieferung der bestellten Sachen Wochen bis Monate. Die anschließenden Montagen wurden zügig durchgeführt. Eine riesige Portion Geduld und Gelassenheit ist hier gefragt. Zu meinem Leidwesen muss ich sagen, nach Monaten habe ich nicht immer die nötige Geduld und Freundlichkeit an den Tag gelegt.

Normalerweise sollte man Apotheken vor Ort wählen, aber ich gebe zu, ich bestelle oft auch über die Versandapotheke, da es billiger ist, wenn ich Privatrezepte verschrieben bekomme. Ansonsten gebe ich in jeweils zwei Apotheken vor Ort meine Rezepte ab und bekomme die Medikamente nach Hause geliefert.

24-Stunden-Pflege bedeutet für den pflegenden Angehörigen nicht nur Sonnenschein und Liebe zu seinem Partner oder Kind. Viel Ärger ist oft vorprogrammiert, wenn der Mitarbeiter der Sozialstation nicht pünktlich erscheint oder gar jemand anders kommt, Verordnungen neu ausgestellt werden müssen. Es bedeutet lange Wartezeiten auf Ämtern und endlose Bearbeitungszeiten, unzählige Formulare und Anträge, die für die Behörden ausgefüllt werden müssen. Kornelia schrieb mir, sie kommt sich oft als Bittsteller vor und das kann ich bestätigen. Man glaubt manchmal wirklich, die Beamten meinen, es handelt sich um Wellness-Luxus-Dinge. Auch sollte unbedingt daran gedacht werden, bei der Bank rechtzeitig eine Vollmacht vom Partner oder Familienmitglied unterschreiben zu lassen. Sonst kommt es womöglich zu einem bösen Erwachen. Dies gilt ebenfalls für die Betreuungs- und Patientenverfügung. Beides kann gleichzeitig in vorgefertigten Formularen ausgefüllt und formuliert werden. Aus den Berichten weiß ich, dass sehr viele Menschen auch die Betreuung und ggf. das Testament in notarielle Hände geben. Guter Ansprechpartner in solchen Dingen ist der VDK (Sozialverband Deutschland). Seit der Diagnose 2004 bin ich Mitglied und zum einen wurde ich beraten, zum anderen von einem Anwalt über meine Rechte informiert.

Weitere Möglichkeiten für den pflegenden Angehörigen sind Haus-Notrufe, ‚Essen auf Rädern' und der Austausch in sozialen Netzwerken wie Facebook oder speziellen Foren. Es ist von absoluter Notwendigkeit, sich Unterstützung jeglicher Art einzuholen. Der Austausch mit anderen Pflegenden oder nachts ruhiger zu schlafen, erleichtert diesen Vollzeit-Job etwas.

Etliche Informations- und Austauschmöglichkeiten bieten Bücher, Vorträge und Kurse. Bei der DMSG (Deutschen Multiplen Sklerose Gesellschaft), der ich zugehörig bin, da ich mich, außer Mitglied zu sein, auch als Gruppenleiterin einer MS-Selbsthilfegruppe engagiere, finden regelmäßig Kurse und Vorträge über Pflege statt. Bitte fragen Sie auch bei Ihrer Krankenkasse nach.

Kornelias Notizen beinhalten auch das Stichwort Familienpflegezeit. Nach Recherche bin ich auf folgenden Link gestoßen:
http://www.familienpflegezeit-aktuell.de/familienpflegezeit/was-ist-familienpflegezeit.html

Die Familienpflegezeit ist von der Pflegezeit nach dem Pflegezeitgesetz klar abzugrenzen.

Familienpflegezeit:

„Arbeitnehmer können ihre Arbeitszeit für die Dauer von bis zu zwei Jahren auf bis zu 15 Stunden verringern, wenn sie ihre Angehörigen pflegerisch versorgen. Stichworte sind Pflegephase und Zeitkonto. Wer also seine Arbeitszeit in der Pflegephase etwa von 100 auf die Hälfte herabsetzt, bekommt weiterhin 75 % des letzten Bruttoeinkommens ausgezahlt. Nach Abschluss der Pflegephase muss wieder voll gearbeitet werden, um das Zeitkonto wieder auszugleichen. Dann bekommt man allerdings auch nur 75 % des Arbeitseinkommens, und zwar für diejenige Dauer, die nötig ist, um das Zeitkonto wieder auszugleichen."

„Das **Pflegezeitgesetz** gibt Arbeitnehmern das Recht, bei einer plötzlichen Pflegebedürftigkeit von Angehörigen, kurzfristig der Arbeit bis zu zehn Arbeitstage fernzubleiben. In dieser Zeit können sie die Versorgung der Pflegebedürftigen durch Organisation von Hilfen sicherstellen. Der Arbeitnehmer ist verpflichtet, dem Arbeitgeber die kurzzeitige Arbeitsverhinderung unverzüglich mitzuteilen. Er muss eine ärztliche Bescheinigung als Nachweis beifügen. Auf die Größe des Betriebes kommt es nicht an. Auch in Kleinbetrieben kann der Arbeitnehmer der Arbeit in Pflegesituationen kurzzeitig fernbleiben."

Pflegezeit:

„Ist eine Pflege von Angehörigen in häuslicher Umgebung über einen längeren Zeitraum notwendig, so können sich Arbeitnehmer bis zu sechs Monate ganz oder teilweise von der Arbeit freistellen lassen. Sie müssen ihre Absicht ihrem Arbeitgeber spätestens zehn Tage vor Beginn der Pflegezeit ankündigen. Es muss eine Pflegebedürftigkeit mindestens der Pflegestufe 1 gegeben sein. Eine ärztliche Bescheinigung ist vorzulegen.

Während der Pflegezeit erhalten die Arbeitnehmer kein Gehalt. Die Sozialversicherung besteht jedoch weiter fort. Die Möglichkeit, Pflegezeit zu beanspruchen, gibt es erst ab 15 Mitarbeitern eines Arbeitgebers. Alle, die in kleineren Firmen arbeiten, können diese nicht in Anspruch nehmen!"

Bei **barrierefreien Umbauten** können Stiftungen, Spendenaktionen und Anträge bei der Rentenstelle helfen. Schwierig ist ein Umbau, der von der Rentenkasse bezuschusst oder bezahlt werden soll, wenn der pflegende Betroffene nicht mehr arbeitet. Deswegen wenden sich viele an Stiftungen oder Vereine. Lassen Sie sich vom VDK beraten oder fragen Sie bei der Deutschen Rentenversicherung nach. Hier gibt es viel zu beachten.

Ein Bekannter von mir erhielt finanzielle Zuschüsse bei der Renovierung zu einem barrierefreien Bad in seiner Eigentumswohnung und zweimal wurden an seinem Auto Umbaumaßnahmen für einen Handgasbetrieb und eine Hebebühne für seinen Rollstuhl vorgenommen, doch er arbeitet noch 3 Tage voll in seinem Beruf. In seinem Fall möchte man die Teilhabe im Berufsleben so lange als möglich aufrechterhalten. Außerdem bezieht er Leistungen aus der Pflegestufe. Das ist Voraussetzung gewesen für den Umbau im Badezimmer. Hier möchte man die selbstständige Führung im eigenen Haushalt sichern. Die Pflegekasse zahlt Umbaumaßnahmen bis zu 4000 €. Es werden Gelder zur Verfügung gestellt z. B. für Treppenlifte, begehbare Duschen, rutschfeste Bodenbeläge und einiges mehr. Das erleichtert den pflegenden Angehörigen manches.

Ein Link, der Sie vorab informiert und den ich sehr übersichtlich finde:

https://www.pflege-durch-angehoerige.de/2014/02/25/antrag-behindertengerechter-wohnungsumbau/

Bei Mietwohnungen muss immer der Wohnungseigentümer informiert und gefragt werden. Vereinbaren Sie alles schriftlich. Denn es gab schon Fälle, da hat der Mieter alles in den ursprünglichen Zustand rückbauen müssen.

An öffentlichen Plätzen, Straßen und Gebäuden wären Umbaumaßnahmen auch dringend notwendig, doch selbst an neu errichteten Häusern „vergisst" man behinderte Menschen. Unvorstellbar, dass hier nicht von vornherein korrekt und verantwortungsvoll geplant wird. Oft habe ich erlebt, dass Türen extrem schwer zu öffnen sind, Aufzüge in Ämtern fehlen, es zu kleine Behindertentoiletten oder einen Absatz an der Eingangstür gibt, keine Lichtsensoren in Treppenhäusern vorhanden sind, gepflasterte Gehwege, um nur einiges zu nennen. Letztere sind der neueste Trend, bringen aber die meisten Rollstuhlfahrer und Mütter mit Kinderwagen zum Verzweifeln! Städteplaner sollten sich nur eine Woche in einen Rollstuhl setzen und unsere Städte sähen anders aus.

2. TRAGENDE SÄULE

Die tragende Säule, d. h. „Stützen beim Tragen", ist immer der Pflegende Angehörige (PA). Diesen kann die Familie durch gute Beratung, Betreuung und Hilfsangebote unterstützen. Dabei kann die Übernahme von Verantwortung oder beispielsweise ein Einspringen in der Mittagspause schon sehr hilfreich sein.

Eine wichtige Anlaufstelle zur Beratung von Unterstützungen sind **Pflegestützpunkte**!

Laut meiner Recherche gibt es 135 Pflegestützpunkte in Rheinland-Pfalz. Da ich zu diesem Bundesland gehöre, füge ich Ihnen den Link ein: https://www.wohnen-im-alter.de/pflegestuetzpunkte-rheinland-pfalz.html

Weitere gibt es in ganz Deutschland.

Diese beraten Sie kostenlos. Es sind wohnortnahe Anlaufstellen, die Betroffene und deren Pflegende Angehörige beraten und bei der Organisation der Pflege, z. B. durch Haushaltshilfen, Pflegedienste, Sozialstationen und vielem mehr, unterstützen. Sie besuchen meistens die Betroffenen und erstellen Hilfepläne, je nach Wohnsituation oder Pflegebedarf, und besprechen dann mit den PAs, welche Angebote für sie sinnvoll sind. Letztendlich entscheidet dann die Familie.

Ich bin sehr dankbar für diesen Hinweis, da ich in manch einer Notsituation mit den Kindern alleine dastand und keine Hilfe bekam, da sich die Krankenkasse überhaupt keine Mühe gab. Der Pflegestützpunkt in unserer Nähe ist notiert!

Auch hier setze ich den Link für Sie: https://www.sozialportal.rlp.de/aeltere-menschen/pflegestuetzpunkte/

Kornelia hat notiert: „Wo sind die Stützen, die Tragen helfen? = Glückssache + Geldsache

- o Seele: Seelenstärkung – psych. Beratung (bezahlt die Kasse)
- o Familie: Familien-Coaching/-Mediation (Selbstzahler)

- Schulungen: z. B. Validation (Umgang mit Erkrankten), Kinästhetik (Bewegung und Wahrnehmung), Dysphagie (Schluckstörung) (Kosten für den zu Betreuenden übernimmt die Kasse)
- Seele: Seelentelefon
- Kurse und Vorträge: beispielsweise in Gewalt, Aggression (Selbstzahler)
- Sozialdienste

Bei all diesen Dingen schreibt sie als Stichpunkte: Geduld → Vertrautheit schaffen.

Ich weiß durch den schriftlichen Austausch mit ihr, sie meint das Miteinander des PA und des zu Pflegenden. Dabei entdecke ich an ihrer fotografierten Pinnwand das Wort GRENZEN, fett geschrieben und mit rotem Stift. Es ist sehr wichtig, auch wenn es sicher manchem, der pflegt, schwerfällt. Man sollte, nein, man muss Grenzen setzen, sie überhaupt lernen wahrzunehmen und dann Hilfe von außen in Anspruch nehmen. Präventiv, nicht erst, wenn man selbst vor dem Aus steht, regelmäßig Massagen, Entspannungskurse, Osteopathie, Reha oder auch eine Kur – ev. auch mit dem PE.

Für viele Pflegende Angehörige bedeuten diese kleine Auszeiten „Raus aus dem Hamsterrad" (Satz von Kornelia), Loslassen und Nichtstun, Freifühlen von ständiger Bereitschaft.

Denn diese Dinge sind von enormer Wichtigkeit, um weiter zu tragen!

3. ABENTEUER PFLEGE

Wenn ich so über die Notizen von Kornelia schaue, dann ist die Pflege wirklich ein Abenteuer und die ganzen Notizen zu entziffern für mich ein ebensolches. Aber Spaß beiseite. Ich erkenne, dass wenn das eine nicht funktioniert, man zum nächsten greift, das zieht aber wieder andere Dinge mit sich. Ein Pfeil führt nach unten, der andere quer zur nächsten Notiz, die wiederum wird umkreist und erneut führen mehrere Pfeile strahlenförmig weg.

Ein Mensch wird durch Krankheit oder Unfall behindert, er wird zum Pflegefall. Der zu Pflegende ist zunächst ratlos/hilflos. ER braucht Hilfe von außen und wird gleichzeitig zum Bittsteller. Das Wichtigste ist, dass sein Selbstwertgefühl durch die Gesellschaft, die Familie und Freunde gestärkt wird. Es sollte ein Vertrauen aufgebaut werden. Zwischen Ehe- oder Lebenspartner und auch in der Familie oft eine Selbstverständlichkeit, aber was ist mit unserer Gesellschaft? Der Betroffene ist Pflege-Empfänger. Er muss einfordern, aber das kann er nur, wenn er einem Menschen vertraut, später dem Pflegepersonal. ES ist eine Gratwanderung zwischen Liebe, Vertrauen, Hilfe und Bedürfnissen.

Wichtig bei der Pflege, die in den meisten Fällen 24 Stunden notwendig ist, ist eine psychische Unterstützung, die auch Kompromissfähigkeit für beide, den Betroffenen und den, der pflegt, bedeutet. Der Kranke muss die Wahrnehmung seiner Bedürfnisse erlernen und diese dann einfordern. Es sollte eine wertschätzende Kommunikation stattfinden, denn beide brauchen ihr Selbstwertgefühl, um sich wertzuschätzen, sich zu vertrauen und in bestimmten Situationen sich zurückzunehmen zum Wohl beider. Es kann klar und ohne zu urteilen festgestellt werden, dass der Pflegende Angehörige aus Liebe pflegt, der andere aus Pflichtgefühl. Doch beides ist legitim und in nichts zu verurteilen oder zu diskutieren. In beiden Fällen lastet eine große Verantwortung auf den Schultern des PA. Umso wichtiger sind das soziale Netzwerk und finanzielle Mittel, die vom Privatvermögen oder dem Staat (unsere Gesellschaft, so sehe ich es) zur Verfügung stehen sollten. Letzteres bringt immer Orientierungsschwierigkeiten und Bürokratie mit sich.

Die Verantwortung ist ein wichtiger Punkt bei der Pflege des Patienten. Sie steht auf **drei Säulen: der Psyche, des Körpers und des Geistes**. Der PA leidet mit. Er bedeutet eine emotionale Stütze, sollte aber auch gestützt werden. Oft zeigt der zu Pflegende (PE) eine oberflächliche Stärke, die in gewissen Situationen oder emotionalen Stunden zusammenbricht und den Menschen blockiert. Hier kommt der wahre Mensch zum Vorschein und diese „Schwäche" sollte unbedingt genau betrachtet werden, um die richtige Hilfe anzustreben, eine psychische Unterstützung. Denn beide, Kranker und Pflegender, stehen immer in einem Verhältnis, auf das die drei Säulen Psyche, Körper und Geist einwirken.

Bedürfnisse des Geistes sind u. a. Gespräche und soziale Kontakte, die vom PA beispielsweise beim Sozialdienst eingefordert werden müssen. Denn ansonsten kommt es ganz schnell zu einer Überforderung. Der Patient kann dies nicht einfordern, sollte aber auch lernen, wenn es ihm möglich ist und die Situation es ihm erlaubt, seinem Partner beizustehen. Es dient dem alleinigen Schutz des zu pflegenden Angehörigen, um Kraft zu schöpfen und Energie zu tanken, um weiterhin zum Wohl beider pflegen und die Verantwortung tragen zu können. Es ist immens wichtig, denn ich habe auch mit Pflegenden gesprochen, die sich schnell zurückzogen von der Außenwelt und ihr in ihren Augen als „Bittsteller" geltendes Dasein aufgaben. Ständig wechselndes Personal und der Bürokratismus erschweren das Auftanken des Angehörigen, somit beginnt ein schleichender Rückzug. Ein trauriges Abenteuer, das unbedingt durchbrochen werden muss von weiteren Gesetzen zur Verbesserung der häuslichen Pflege und geregelten Auszeiten von Angehörigen.

Ein Kreislauf, wie Sie lesen konnten, liebe Leser, und ich hoffe, ich konnte Ihnen dieses schwere Thema mit Hilfe von Kornelias Notizen, die ich selbst erst erarbeiten musste, da ich nie persönlich mit ihr gesprochen habe, veranschaulichen. Das komplette Kapitel ließ ich natürlich von ihr durchlesen und absegnen.

4. KÖRPER und GEIST

Körperliche Ebene

Klingt zwar banal, ist es aber ganz und gar nicht, denn das Wort Kraft hat eine neue Bedeutung für die Pflege bekommen. Nicht jeder Pflegende Angehörige ist ein starker Mann, Frau oder Kind. Fehlt die Kraft, einen Menschen zu pflegen, doch es gibt keinen anderen Weg, resultieren immer körperliche

Probleme für den PA, später oft auch psychische Probleme. Dann stellt die Situation der Pflege ein anderes Bild dar, ist der Angehörige gesund oder auch krank. Weitere Punkte, die auf körperlicher Ebene wichtig sind, sind die Konstitution, die Art der Erkrankung (ob bleibend oder verschlechternd, z. B. MS, ALS) und die Kooperationsfähigkeit aller (Patient und PA).

Der Pflegende Angehörige „trägt" die Pflege und somit auch Hilfsmittel, wie Rolli, Lifter und den Patienten. Hier hebt und bückt er sich, dies führt zu Spannungen auf der psychischen Ebene, da der PA ständig angespannt ist und unter Druck steht, und auf der körperlichen zu Rücken- und Knieproblemen. Daraus erwächst ebenso ein Kreislauf wie bereits bei den anderen Schwerpunkten.

Kornelia, wie dem Großteil der Angehörigen, fehlt im Endeffekt die Kraft und die Zeit. Es kommt zur Reduzierung von Sport, Spaziergängen, Saunabesuchen, Schwimmen und vielem mehr, um nur einige Aktivitäten zu nennen, die vernachlässigt und irgendwann ganz aufgegeben werden. Die Balance zwischen rechtzeitigem Stoppen und „über die Grenzen gehen" ist gestört. Hinzu kommt eine gestörte Nachtruhe. Der PA ignoriert erste Alarmsignale des Körpers, erste Symptome und schiebt einen Arztbesuch hinaus. Oft war ich schockiert, was ich in der Gruppe gelesen habe, auch was mir eine Freundin immer wieder schrieb und doch kann ich dies nachvollziehen. Denn habe ich nicht auch die ersten Symptome meiner MS ignoriert, da ich rund um die Uhr meine Tochter gepflegt habe? Später beide Kinder! JA – habe ich. Und warum? Weil mir nichts anderes übrigblieb! Anderen Angehörigen auch nicht. Lassen wir den Satz – wir machen es vordergründig aus Liebe – einmal beiseite. Denn die meisten tun das von ganzem Herzen. Es ist eine nackte Tatsache, dass wir pflegen – wir alle müssen es wegen besonderen Gegebenheiten tun! Und wie schreibt so treffend eine Freundin: „Meinen Mann in einem Heim unterzubringen, kam für mich nie in Frage. Und seit eine Pflegekraft versuchte, meinen Mann am Kopf in den Rollstuhl zu heben, lasse ich ambulante Pflegedienste nur im absoluten Notfall an meinen Mann." Das sagt doch alles …

Geistige Ebene

Der Kopf, hier in den Notizen als Geist umkreist, kommt nicht zur Ruhe; er ist 24 Stunden auf Stand-by geschaltet. Hieraus resultieren Konzentrationsprobleme, denn während einer Tätigkeit oder Arbeit wird der Pflegende Angehörige ständig abgelenkt, unterbrochen oder fängt von vorne an. Kornelia hat notiert, dass sie durch den Neuanfang der Tätigkeit oft vergisst, was sie eigentlich machen wollte. Sie zählt Dinge auf, die auf diese Gegebenheiten wie ein Automatismus folgen: kein durchgängiges Lesen und deswegen kein Buch bis zum Ende – nur kurzes und schnelles Lesen, Schreiben wird ständig unterbrochen, telefonieren nur mit Head-Set, Filme und Berichte anschauen – nicht möglich, konzentrierte Kommunikation, Zuhören negativ, beim Formulare ausfüllen und Internet (oft einziger Kontakt nach außen) auch ständig unterbrochen. Dazu kommt, dass der Pflegende Angehörige die Bürokratie des Kranken erledigen muss, die Finanzen, Ämtergänge etc. und alle Telefonate. Denn bei dem zu Pflegenden sind diese „Funktionen" und Möglichkeiten oft verkümmert. Für beide Seiten sicher sehr schwer auszuhalten.

Das Fazit ist, der PA regelt ALLES und klärt im Pflegekonstrukt (siehe Punkt 1), er fühlt sich permanent beobachtet und nicht mehr „frei". Und wenn er am Ende seiner Kräfte ist, dann ist für den zu pflegenden Betroffenen der Weg ins Pflegeheim unausweichlich. Für beide einer der schwersten Schritte bei der Pflege.

Autorin: „Ich gebe zu, es liest sich traurig und emotionslos an manchen Stellen, aber ich bin ehrlich, ich möchte nicht in der Haut von Kornelia oder eines pflegenden Angehörigen stecken. Meine Jahre, in denen ich gepflegt habe, schiebe ich bewusst in die hinterste Schublade meines Bewusstseins. Es gab Situationen, die für mich schier ausweglos waren, körperlich gelangte ich über meine Grenzen und dachte über den Sinn des Lebens nach, das mich manches Mal an den Rand der Verzweiflung und absoluten Resignation brachte. Auch während der Zusammenfassung der Notizen und bei den vielen Gesprächen mit Betroffenen und Angehörigen bewegt es mich psychisch sehr."

5. PSYCHE

Wenn ich auf meine Jahre zurückblicke, in denen ich gepflegt habe, dann überwog oft die psychische Komponente gegenüber der körperlichen.

Es gibt bei der Pflege verschiedene Konstellationen, wie beispielweise Eltern – Kind, Kind – Eltern, Mann – Frau (Partner), Enkel – Großeltern, Geschwister – Eltern und viele mehr. Bei der Psyche kommt immer wieder das Tragen zur Geltung. Auf der einen Seite steht das Pflichtgefühl des PA, der schwer trägt, aber trotzdem hilft und dabei oft ein schlechtes Gewissen hat. Auf der anderen Seite bewahrt er Haltung bei der Pflege, aber er trägt schwer an der ganzen Situation. Es überträgt sich ein Druck vom Kranken auf den PA, unbewusst, aber für den PA bleibt es ein Druck, der auf ihm lastet.

Hier gibt es Unterschiede, je nachdem

… wie die Beziehung ist

… wie das Krankheitsbild und der Verlauf sind

… wie die Charaktereigenschaften sind

… wie der Ausgleich durch Freunde und Familie ist

… wie die emotionale Bindung ist

… wie viel Zeit nötig ist

… wie viel Kraft und Energie der PA hat

… wie die Stabilität und Resilienz (von lat. resilire ‚zurückspringen' bzw. ‚abprallen') oder psychische Widerstandsfähigkeit ist

… wie die Fähigkeit ausgeprägt ist, Krisen zu bewältigen und sie durch Rückgriff auf persönliche und sozial vermittelte Ressourcen als Anlass für Entwicklungen zu nutzen

… wie das Selbstwertgefühl ist (je nach Offenheit oder Verschlossenheit)

… ob man verzeihen kann

… ob man Nähe zulassen kann oder eher nur Distanz akzeptiert (Körper, Spontanität, Zärtlichkeit)

… ob man Geduld hat, „gute Nerven"

… ob man ein soziales Netzwerk, wie Freunde oder Familie, hinter sich stehen hat.

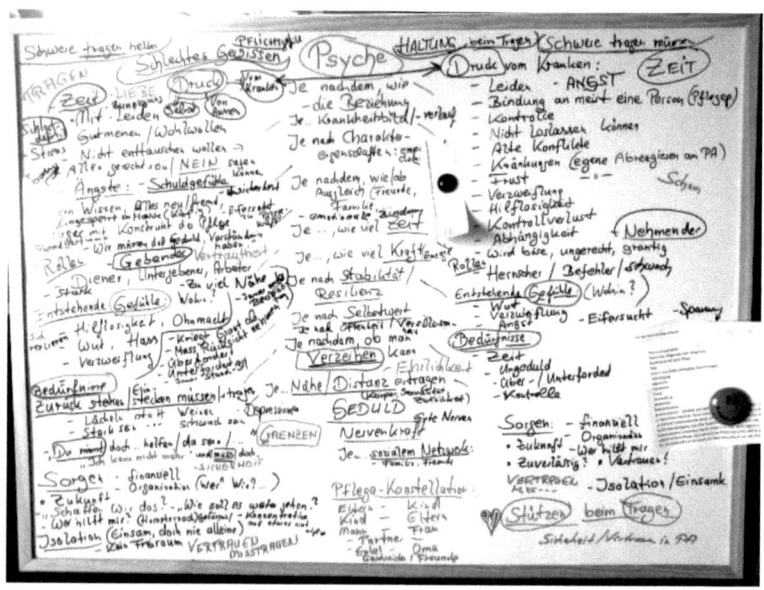

Der zu Pflegende kann stützen beim Tragen, wenn er Vertrauen in seinen pflegenden Angehörigen hat und ihm Sicherheit gibt, dass dieser alles gut verrichtet, ihn bestens umsorgt und all die Dinge erledigt, die er nicht mehr tun kann. Doch folgende Punkte können die Pflege sehr erschweren, doch sie sind menschlich von Seiten des zu Pflegenden:

Leiden, Angst, Akzeptanz von nur einer Person (PA), Kontrolle, nicht loslassen können, alte Konflikte, Kränkungen (eigenes Abreagieren an PA), Frust (reagiert sich ebenso am PA ab), Verzweiflung, Hilflosigkeit, Kontrollverlust, Abhängigkeit. All die Dinge muss man sich aus Sicht des Kranken bzw. Patienten vor Augen halten, denn wer gibt gerne seine Selbstständigkeit und Kontrolle über sein Leben ab? Niemand. Deswegen ist es nicht verwunderlich, dass manch zu Pflegender böse, ungerecht und grantig wird. Es entsteht eine Rollenverteilung, in der der Patient zum Verlierer wird. Er fühlt sich schwach und sieht im PA manchmal einen „Befehler" oder „Herrscher" vor sich, was seine Gefühlswelt wiederum in Wut, Verzweiflung und Angst stürzen lässt. Auch kann er eifersüchtig werden, was wiederum zu Spannungen führt. Genau hier setzt wieder die Arbeit und Pflege des PA ein.

Dem Kranken gehen viele Überlegungen durch den Kopf. Was ich beschreibe, kann vom Patienten gedacht werden, muss aber nicht. Aber man sollte die Punkte trotzdem niemals außer Acht lassen. ER fühlt sich ausgeliefert, der PA hat Macht über ihn, er ist dankbar für die Pflege und stolz, er fühlt Scham und schweigt/verschweigt etwas, er verdrängt, er ist aggressiv, er ist depressiv, er trauert, er ist verzweifelt, er redet etwas schön, er nimmt Rücksicht, die Kommunikation zwischen PA und zu Pflegenden stimmt nicht.

Doch der PA hat ebenso seine Bedürfnisse, die nicht immer rosig aussehen, denn er hat keine Zeit mehr für sich selbst, er wird in manchen Situationen ungeduldig, er fühlt sich überfordert und muss bei all diesen Konstellationen die Kontrolle behalten. Bei den meisten kommen noch finanzielle Sorgen dazu, eigene Zukunftsängste und das Organisieren von zahlreichen Dingen. Schnell befindet sich der PA isoliert von der Außenwelt und vereinsamt. Er ist dem Kranken zugeneigt, er liebt ihn als Partner, doch trotz allem leidet er mit. Er meint es gut, er will ihn nicht enttäuschen, er will allem gerecht werden und sagt zu spät NEIN. Durch diese Stresssituation, die zur Pflege rund um die Uhr hinzukommt, entstehen bei vielen PAs Ängste, Spannungen/Anspannungen und auch Folgen von Schlafdefizit.

Zu Beginn der Pflege besitzen beide Betroffenen, PA und zu Pflegender, keine Erfahrungen, kein Wissen, sind unsicher, alles ist neu und fremd. Für den PA wird es bald Routine, er muss funktionieren und der Patient fühlt sich schnell eingesperrt wie in einem Käfig, kann in vielen Fällen nicht mehr das Haus verlassen und im schlimmsten Fall verlässt er das Pflegezimmer nicht mehr. Es ist ein Teufelskreis für beide, der geprägt ist von Eifersucht, Frust, Hilflosigkeit, Wut, Verzweiflung bis hin zu Hass. Aber es muss nicht sein.

Ich habe von vielen Betroffenen beider Seiten erfahren, dass auch Dankbarkeit, Zuneigung und Akzeptanz vorherrschen können. Oft bei alten Menschen, die ihr Leben gelebt haben.

Es ist schwer für einen Menschen, der mitten aus seinem Alltag gerissen wird, durch Unfall oder schwere Erkrankung. Der zum Pflegefall wird, der zu Beginn seiner Erkrankung (Bsp.: Alzheimer, primär progrediente Multiple Sklerose) noch mithelfen kann, doch mit zunehmender Verschlechterung immer mehr eingeschränkt ist und rund um die Uhr gepflegt/unterstützt werden muss. Für beide Seiten sind es schwere Zugeständnisse und Veränderungen, die sich permanent erneut verwandeln, und es müssen Aufgaben umorganisiert werden. Umso wichtiger, dass Pflegende Angehörige breitflächig vom Gesetz unterstützt werden.

"Nie erfahren wir unser Leben stärker als in großer Liebe und in tiefer Trauer."
Rainer Maria Rilke

Gedanken von Kornelia:

Gerade wenn man pflegt, sind diese zwei starken Gefühle umso ausgeprägter und spürbar. Sie bedingen einander, machen glücklich und tun weh. Ständiges Abschiednehmen durch die Krankheiten unserer Lieben ist ständige immer wiederkehrende Trauerarbeit bis zum endgültigen Abschied.

1.3. Ein Text von Stefan Schmid

Alles aus Liebe
Pflegen zu Hause©

Gedanken des Sohnes eines

Multiple-Sklerose Erkrankten

© by Stefan Schmid

Amberg, den 31.12.2016

Gerade wenn man denkt, alles würde gut laufen, passiert etwas womit man nicht rechnet. So ist und war es auch in meinem Leben. Ich bin jetzt 24 Jahre alt und so lange ich mich erinnern konnte, kümmere ich mich zusammen mit meiner Mutter um meinen pflegebedürftigen Vater. Als ich noch ein Baby war, wurde ihm die Diagnose „Multiple Sklerose" gestellt. In diesem Alter konnte ich natürlich noch längst nicht verstehen, was das überhaupt bedeutet. Für mich war es ganz normal wie mein Vater sich verhielt. Wir fuhren schließlich auch noch jährlich in den Urlaub, machten Wanderungen und spielten im Garten. Eigentlich alles, was gesunde Väter auch mit ihren Kindern machen. Erst einige Jahre später begann ich die Schwere dieser Krankheit zu begreifen. Ich stellte plötzlich fest, dass er vieles was er früher konnte, nun nicht mehr kann. Mir wurde immer mehr bewusst, was andere Väter von meinem unterscheidet. Oft fuhr ich mit der Nachbarsfamilie in den Skiurlaub und fragte mich noch gar nicht, warum das nicht mein Vater mit mir machte. Für mich war es „Normal".

Es war irgendwann an der Zeit für mich das Ausmaß der MS zu verstehen. Dies war nicht leicht für mich, da ich meinen Vater immer als den starken Mann und Chef der Familie ansah. Dies hat sich zwar bis heute nicht geändert, aber die Sichtweise auf diese Werte änderte sich.

Stark ist er heute nicht mehr im Sinne von Muskeln und körperlicher Fitness, jedoch mental und geistig ist er noch immer der stärkste Mensch, den ich kenne. Ich weiß nicht, ob ich in seiner Situation genauso viel ertragen könnte. Ob ich auch so stark wäre, um all die Hürden zu bewältigen, die sich einem immer wieder in den Weg stellen. Doch er schafft es jedes Mal aufs Neue, alle Schwierigkeiten zu beseitigen. Die Chefposition in der Familie behält er, auch wenn er nicht mehr arbeiten geht. Schließlich kümmert er sich noch immer um alle wichtigen Angelegenheiten. Er ist in meinen Augen auch irgendwie eine Art Held. Er zeigt einem jedes Mal wieder auf, dass es eine Lösung gibt, egal für welches Problem. Ich glaube, nur durch ihn und sein Durchhaltevermögen konnte ich die Stärke entwickeln, die ich selbst heute habe.

Wenn mich heute jemand fragt, wie es für mich ist damit umzugehen, habe ich immer die gleiche Antwort. „Ich bin damit großgeworden". Aber letztendlich ist es doch oft sehr belastend.

Wer kann sich vorstellen seinen Vater auf die Toilette oder ins Bett zu bringen. Wer kann sich vorstellen, die körperliche Stärke des Vaters zu ersetzen. Ich weiß wie es ist. Es ist nicht leicht und der einzige Antrieb ist und bleibt die Liebe zum Vater.

Manchmal hat er gute Phasen. Dann ist es für mich und meine Mutter leichter. Nicht nur, weil er dann weniger Hilfe benötigt. Sondern vor allem, weil er selbst dann stressresistenter ist und seine Frustrationstoleranz deutlich gesteigert ist. Dann macht er oft Witze und reißt Sprüche, die uns alle zum Lachen bringen. Sein Humor ist einzigartig und auch das wichtigste, was er behalten konnte.

Doch leider gibt es nicht nur solche Phasen, sondern auch schlechte. Die letzte Woche war sehr schwer für ihn und auch für uns. Er bekam morgens hohes Fieber. Da durch die Medikamente sein Immunsystem sowieso schon geschwächt ist, wirkt dies bei ihm zehn Mal schlimmer als bei gesunden Menschen. Ich vergleiche es immer gerne so: 37,5°C bei ihm sind wie 40°C bei Gesunden. Letzte Woche waren es bei ihm 39°C. Und das bedeutet, er ist fast komplett gelähmt. Es sind kaum noch eigenständige Bewegungen möglich. Dadurch wird natürlich der Alltag zur Tortur. In solchen Zeiten versuche ich meine Mutter so gut ich kann zu entlasten. Denn ich merke, wie sie jeden Tag weniger Stress verkraftet. Auch nachts ist an Schlaf dann nur noch wenig zu denken, da er alle 30 Minuten umgelagert werden muss.

Wenn ich dann in solchen Zeiten in die Arbeit muss und weiß, dass meine Mutter jetzt 24 Stunden allein mit ihm ist, mache ich mir Sorgen um sie. Weil ich weiß, wie stressig und deprimierend die Arbeit zu Hause sein kann. Ich schreibe hier „Arbeit", weil es Arbeit ist. Ich bin Heilerziehungspfleger und bin auch beruflich in der Pflege. Der einzige Unterschied von der Arbeit und zu Hause ist, dass ich in der Arbeit dafür bezahlt werde. Zuhause ist es einfach notwendig. Manchmal kommt es mir dann vor, als hätte ich keinen Feierabend.

Doch zum Glück kommen dann auch wieder gute Zeiten, in denen es ihm besser geht. Dann kann ich mich zu Hause auch etwas zurückziehen und meinen Hobbies nachgehen. Dann weiß ich, dass meine Mutter es zu Hause auch mal ohne mich schafft.

Doch ich war nicht immer mental so stabil wie jetzt. Ich habe bereits eine Depression und eine Psychotherapie hinter mir. Die Depression entstand nicht nur durch die Krankheit meines Vaters, sondern durch die gesamten Umstände in denen ich in jeder Stunde des Tages war. In der Schule wurde ich tagein tagaus gemobbt. Im Betrieb meiner ersten Ausbildung lief es auch nicht viel besser. Dort entstand meine Depression. Doch durch ein Jahr Psychotherapie und den Rückhalt und die Unterstützung meiner Familie, bekam ich es in den Griff. Hier entschloss ich mich, dass ich im sozialen

Sektor arbeiten möchte. Ich erkannte, dass dort meine Kompetenzen liegen. Und wieder unterstützten meine Eltern mich mit aller Kraft.

Ich kann kaum ausdrücken wie dankbar ich meinen Eltern bin. Doch trotzdem versuche ich es ihnen immer wieder zu zeigen.

Alles in Allem ist es nie leicht mit einem Vater als Pflegefall. Aber dennoch könnte ich mir keinen besseren Vater vorstellen. Die Krankheit hat nicht nur Schwierigkeiten bereitet. Sie hat es vor allem anderen geschafft, die Familie zusammenzuschweißen. Zusammenhalt der Familie ist heutzutage doch etwas, worauf man stolz sein kann. Und das hat mein Vater geschafft. Trotz seines Handikaps hat er uns immer wieder gezeigt, wie wichtig es ist, füreinander da zu sein. Und deshalb bin ich auch stolz, sein Sohn zu sein.

1.4. Bericht - So läuft unser Morgen mit Pflege ab

Allmorgendlich erwache ich nicht nur, sondern mein Blick geht zu Christel, die in ihrem Pflegebett liegt. Mobby, unser Hauslöwe, und ich schlafen auf der Liege, die ich seither in unserem Schlafzimmer, neben Christels Bett, aufgestellt habe. Mein besorgter Blick und die erste Berührung gelten der Antwort auf die, ständig weit von mir geschobenen Frage nach dem noch Leben der mir so wertvollen Frau. Warum schwebt diese Frage ständig in meinem Kopf? Es war das Erwachen nach ihrem zweiten Schlaganfall. Sie lag, leise schnorchelnd, neben mir und ich meinte, sie schläft noch. Doch es war schon alles geschehen, was außer dem Tod, noch geschehen konnte. Seither schweigt ihr Mund, doch meine Furcht vor dem Moment, der dadurch gekennzeichnet ist, dass sie nicht einmal mehr atmet, ist fast ständig gegenwärtig.

Umso schöner ist es, wenn sie ihre grünen Augen öffnet und mich, anfangs etwas verschlafen, dann aber mit dem Strahlen des Erkennens, begrüßt. In beide Hände nehme ich ihren Kopf, streichle und küsse sie. Erst dann, nach diesem Moment, der wohl uns beiden wichtig ist, beginnt der Tag.

Sie erhält noch alle Getränke und die Medikamente über ihre Magensonde, PEG. Also schließe ich zuerst den Flüssigkeitsbehälter an ihren PEG-Anschluss an und kontrolliere dessen Laufgeschwindigkeit und reguliere sie, falls erforderlich. Dann kümmere ich mich um das, was per Katheter ihre Blase verlassen hat. Auch die Menge registriere ich und vergleiche sie mit dem, was am Vortag alles so geflossen ist. Dann kümmere ich mich um die Medikamente. Sie sind alle wasserlöslich und im Porzellanmörser zerstoße ich sie, bis sie pulverisiert sind. Etwas Wasser kommt hinzu, dann wird alles verrührt, bis die Medikamente aufgelöst sind. Anschließend ziehe ich den Cocktail in eine etwas größere Spritze. Über einen separaten Anschluss zur Magensonde versorge ich meinen geliebten Patienten mit den nötigen Medikamenten.

Als sie aus der Reha- Klinik kam, waren das etwa doppelt so viele Medikamente, die nach einer kritischen Aussprache mit ihrem Hausarzt, deutlich reduziert wurden.

In der Zwischenzeit habe ich unseren "Medien-Center", so nenne ich die Kombination von Monitor und PC an ihrem Bett, in Gang gebracht und einen Film, in Deutsch, eine Komödie bei YouTube gefunden, über den Christel gut lachen kann. Der läuft nun und ich kann mich in der Küche um ihr Frühstück und meinen Kaffee kümmern. Die ganze Kanne mache ich voll, denn manches Mal trinken auch die Pflegekräfte oder Therapeuten einen Kaffee mit. Manches Mal jedoch trinke ich noch am Abend den erkalteten Kaffee.

Nachdem Christel den morgendlichen Film gesehen hat, beginne ich mit dem Waschen. Im Bett geht das recht gut, was die unteren Körperregionen anbetrifft. Anschließend wird alles angezogen, was der Tag so braucht, bis auf den Oberkörper, der ja erst noch gewaschen werden muss. Vorerst jedoch erfolgt der Transfer vom Bett in den bereitgestellten Rollstuhl. Wir machen immer einen kleinen Tanz miteinander, bis diese Viertel Drehung vollendet ist und sie sich in den Rollstuhl setzen kann. Auch dieses wieder Hinsetzen erfolgt in langsamen Phasen. Sie scheint generell zu befürchten, dass sie nach hinten fallen könnte. Da helfen auch nicht meine leise geflüsterten, beruhigenden Worte. Wenn sie sich gesetzt hat, entkleidet sie sich mit meiner Hilfe von der Schlafjacke und wir rollen in die Badestube bis zum großen Waschbecken. Ich decke ihre Hose und die Beine mit einem großen Handtuch ab, dann beginnt sie mit dem Einlass des Wassers ins Waschbecken. Helfend greife ich allenfalls, bei der Regulierung der Wassertemperatur und zur Tätigkeit der rechten Hand, ein. Ihre rechte Körperhälfte war ja komplett gelähmt und dank der Einsätze der Therapeuten hat sie sie mobilisieren können, leider nur teilweise und unter ständiger Animierung.

Ist diese Morgenwäsche erledigt -den Abschluss bildet parfümieren, da achtet sie drauf- rollen wir in die Küche, in der Mobby schon auf uns wartet. Laut bellend dirigiert er uns zuerst zum Küchenschrank und dann ins Wohnzimmer an "seinen" Sessel. In der Küche musste ich mindestens zwei

Plättchen Leckerli an Christel übergeben. Von seinem Sessel aus stellt er sich auf einen von Christels Oberschenkeln. Mit der rechten Hand, so fordere ich es von Christel, beginnt diese den Hund zu streicheln. Das scheint ihm zu gefallen aber viel wichtiger ist ihm, was sie mit der linken Hand macht. Da hält sie nämlich einen von den Leckerli Plättchen, die er so liebt. Gierig frisst er ihn aus ihrer Hand und schnell ist auch der zweite verschwunden. Damit ist Mobbys Interesse vorerst erloschen und Christel blickt für ein paar Minuten ins Aquarium. Auch die Fische tun so, als ob sie dieser Tage noch nicht zu futtern bekommen hätten. Ich erinnere mich an die Zeit, in der ich das Kaffee zubereiten, schon längst von mir erledigt war. Eine Viertel Umdrehung weiter fällt Christels Blick auf die "Flimmerkiste", deren Bilder sie zu faszinieren scheinen. Am Vormittag fiel die Wahl schon bald auf das ZDF-Angebot, vermutlich auch, weil man darüber nicht nachzudenken braucht.

"Bewaffnet" mit einem Lätzchen, Kleiderschoner genannt, beginnt Christel ihr Frühstück. Dessen Zustand ist in unterschiedlicher Intensität püriert, denn der Schlaganfall hatte auch ihre Möglichkeit spontan zu schlucken, komplett ausgeschlossen. Mühsam musste sie erlernen, was die Zunge und die Lippen beim Schlucken zu tun haben. Dieser Lernprozess ist wohl noch lange nicht beendet. Mit der linken Hand und einem kleinen Löffel befördert sie inzwischen Bestendteile der Mahlzeit in ihren Mund und von dort allmählich auch in ihr Verdauungssystem. Vieles läuft daneben und dennoch macht mich ihr Anblick dabei froh. Ich erkenne meine Freude darüber, dass sie selbstständig essen kann und inzwischen kann ich mich auch gut beherrschen, wenn sie urplötzlich hustet, weil Nahrungsbestandteile anstatt in die Speiseröhre in die Luftröhre gelangten. Christel isst zum Frühstück meist sehr vitaminreiche Kost. Eine Banane, einen Apfel, Weitrauben, eine Walnuss und oft noch Haferflocken dazu. Alles gut püriert, oft auch mit einem Löffel Honig, die befreundete Imker oft vorbeibringen und mit den Worten "Für Christel" übergeben. Meist werden mir Schläge angedroht, wenn ich bezahlen will. Die an unserem Wohnzimmer angrenzende Straße gehört übrigens auch zu unserem Wohnzimmer. Christels Blick verfolgt die durchfahrenden Autos und auch die Passanten.

Während Christel frühstückt und therapiert wird, schaue ich mir am PC an, was alles Interessantes in den Stunden, die ich nicht online war, geschehen ist. Für mich ist das Internet nicht nur die Möglichkeit unkompliziert mit unseren Kindern in ganz Deutschland zu kommunizieren, sondern auch mit den Freunden in Schweden, Polen, Ukraine, Kroatien und Amerika.

Während Christel in den Händen der Therapeuten wieder erlernt, was ihr Körper zuvor so selbstverständlich und unbeachtet absolvierte, unterhalte ich mich mit den Fachleuten, angefangen bei den Mitarbeitern des PD bis hin zu den Logopäden. Ich will mehr wissen, von dem was sie wie machen! Ich will lernen, Christel noch besser zu unterstützen.

… soweit, erstmals bis Mittagessen.

Rainer

1.5. Pflegebericht aus Sicht einer pflegenden Angehörigen

Ich pflege seit 6 Jahren meinen schwerst gehbehinderten **Vater**. Bis letztes Jahr habe ich noch meine an Alzheimer-Demenz erkrankte **Mutter** gepflegt. Das war die schwerste Zeit in meinem Leben, da meine Mutter sehr bösartig war. Erst als mein Vater wegen eines blutenden Zwölffingerdarmgeschwürs als Notfall ins Krankenhaus gebracht wurde, stimmte er der Unterbringung meiner Mutter in ein Pflegeheim zu. Jetzt pflege ich "nur" noch meinen Vater (Pflegegrad 3). Durch die Trennung von meiner Mutter wurde er schwer depressiv. Ich musste nicht nur mit seinen körperlichen Einschränkungen zurechtkommen, sondern auch mit den psychischen Auswirkungen der Depressionen.

Ich habe seit 6 Jahren keinen freien Tag mehr, von Urlaub ganz zu schweigen. Es gibt Tage - und die sind in der Mehrheit - an denen ich **kaum zum Sitzen** komme, geschweige denn mir etwas **zu Essen** zu machen. Meistens schmerzt mein Körper so, dass ich auf Essen ganz verzichte und in dieser Viertelstunde, die mir bleibt, nur noch liegen möchte. **Es gibt Tage, an denen ich vor Schwäche so verzweifelt bin, dass ich nicht mehr leben möchte.** Ich will dann nur noch raus aus dieser schrecklichen Situation. Beim Aufstehen sehne ich schon den Moment herbei, an dem ich wieder ins Bett gehen kann. **Ich erhole mich nicht mehr, fühle mich nur noch ausgebrannt und zutiefst erschöpft.** Ich weiß nicht, was ich tue, wenn es vielleicht die nächsten Jahre so weiter geht ...

Ich bin Lastentier, Dienstmädchen, Hausmeister, Putzfrau, Köchin, Laufmädchen, Sekretärin, Krankenschwester, verabreiche Medikamente, verbinde Wunden, versuche meinem Vater Mut zu machen > eben **für alles zuständig**. Gute Ratschläge, wie ich meinem Vater noch mehr helfen kann, gibt es jede Menge von Mitmenschen. **Aber keiner hilft mir.** Dann kommen die **Schuldgefühle**, weil ich das Gefühl habe, nicht genug getan zu haben. Wenn nur dieses Schwächegefühl nicht wäre, dieses nicht mehr können. **Meine Gefühle schwanken zwischen - ich kann nicht mehr und ich kann ihn doch nicht im Stich lassen.**

Es ist dieses <u>ständige</u> gebrauchtwerden, dieses ständige helfen, diese <u>tausenden</u> Hilfeleistungen, dieses <u>für alles</u> zuständig zu sein, sich um alles <u>kümmern</u> müssen, egal ob die <u>Kraft</u> vorhanden ist oder <u>nicht</u>, dieses <u>nie</u> mal aufatmen können, das über unseren Köpfen schwebende <u>Damoklesschwert</u> der nächsten Katastrophe und folglich das Wissen, dass dieser Zustand <u>noch sehr lang</u> dauern kann > das ist das, was Pflegende Angehörige aussaugt, ausbrennt.

Karin aus der FB-Gruppe „Pflegende Angehörige"

Angelehnt an den 6. Pflegebericht der Bundesregierung:
http://www.bundesgesundheitsministerium.de/...

Anmerkung der Autorin:

Ändert sich die Situation der Pflegenden Angehörigen tatsächlich ab 1. Januar 2017? Wer gibt ihnen Kraft zum Weitermachen? Wer unterstützt sie täglich? Wer hilft in Notsituationen? Wird die Bürokratie weniger oder nicht doch mehr undurchsichtiger? Wer sorgt für Auszeiten bei einem 24-Stunden-Job?

ICH BEZWEIFLE dieses neue GESETZ, dass es gravierende Veränderungen mit sich bringt und stehe dem SKEPTISCH gegenüber, denn was ich in den letzten Monaten und Wochen durch die Recherche und Gespräche erfahren habe, lässt mich MUTLOS zurück …

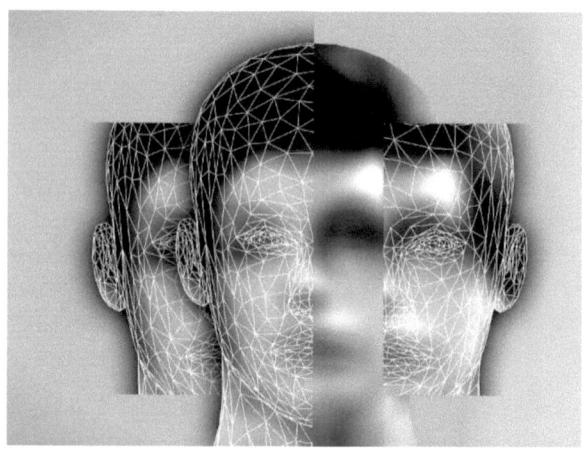

Foto: psychology-1959758_960_720 geralt. Pixabay.com

1.6. Und plötzlich wurde es dunkel

(Eine Geschichte, die tatsächlich passiert ist)

Das grelle Licht blendete in den Augen. Zu dritt saßen wir in diesem kahlen, hellen Raum der Notaufnahme. Die Stühle waren hart und das Ganze hatte das Ambiente einer Leichenhalle. Meine vom Krebs ausgezehrte Mutter saß mir und meinem Bruder gegenüber und schien jetzt schon am Ende ihrer Kräfte zu sein. Keiner von uns wusste, was nun kommen würde.

Vor zwei Stunden hatte meine Mutter meinen Vater gefunden. Nur mit Unterhosen und Unterhemd bekleidet lag er blutüberströmt auf dem kalten Boden seines Schlafzimmers. Bewegungslos und nicht ansprechbar. Die herbeigerufene Sanität konnte den Zustand nicht beheben. Also hievten sie ihn auf einen Tragestuhl und trugen ihn, wie er war, durchs Treppenhaus nach draußen. Dort wurde der bewusstlose Mann mitten auf den Vorplatz neben den Krankenwagen gestellt. Es war schon Mai, aber trotzdem war die Luft kalt. Der alte Mann fror. Endlich hatten sie ihn im Wagen und fuhren in die Klinik. Wir packten unsere Mutter samt Rollator ein und fuhren verstört hinterher.

Seitdem saßen wir hier und überlegten, was wohl passiert war. Er hatte einen Herzschrittmacher. War es wieder ein Herzinfarkt? Es war alles so plötzlich gekommen. Vor zwei Tagen hatte er meine Mutter noch in die Chemotherapie gefahren. Das war kein Problem, denn er war mit seinen 79 Jahren noch absolut perfekt am Steuer seines geliebten Autos. Und vor einer Woche, am Familientreffen hatte er das Essen weggehauen, wie in seinen besten Jahren. Nichts hatte auf diesen Zusammenbruch hingedeutet. Auch meine Mutter fand keine Lösung. Immer unruhiger rutschten wir auf unseren Stühlen hin und her. Es gab nicht einmal einen Kaffeeautomaten und weg konnten wir nicht. Das wollten wir auch nicht. Die Ärzte huschten hektisch an uns vorbei, aber keiner fand den Weg zu uns. Was war passiert? Wie ging es ihm?

Endlich kam jemand auf uns zu. Es war eine alte Dame in einem weißen Kittel. Sie kam stark gebückt und mit grimmigem Blick auf uns zu. Ich erkannte den Buckel, der sie in den Boden drückte. Vor uns blieb sie stehen, hob kurz den Kopf und ließ sich unseren Namen bestätigen.

Dann sagte sie: «Ihr Vater hat Demenz, der muss jetzt ins Heim.»

Damit drehte sie sich wortlos um und verschwand wieder im grellen Lichtschein der Notaufnahme. Perplex standen wir da und verstanden die Welt nicht mehr. Was war hier los? Wieso Demenz? Vorgestern fuhr er doch noch Auto und hat ganz normal mit uns gesprochen. Weshalb gab es nicht mehr Informationen und wieso kamen die Ärzte auf Demenz? Niemand in unserer Familie hatte je darunter gelitten. Es musste sich um einen Irrtum handeln. Langsam angesäuert, suchte ich die Anmeldung und ließ mir die Zimmernummer geben. Immer noch erschüttert marschierten wir drei durch die langen Flure der Klinik und fanden ihn schließlich. Schweratmend und völlig eingefallen lag er in einem Bett. Der Kopf war verbunden und die Blutung gestoppt. Er war beim Umfallen auf eine Kante geknallt. Sein Bauch wirkte merkwürdig aufgebläht, was seine Atmung erschwerte.

Immer noch sauer, suchte mein Bruder die Ärztin, um an Informationen zu kommen. Irgendwann stand sie dann im Zimmer. Es war ihr anzusehen, dass sie darüber nicht erfreut war. Sie musste mit uns reden und das schien ihr nicht zu gefallen. Unsere Fragen konnte sie nicht beantworten. Es war einfach so, dass mein Vater Demenz hatte und fertig. Dann schwirrte sie wieder ab und wir waren so schlau, wie vorher. Erschöpft machten wir uns auf den Heimweg und fragten uns, was nun werden sollte. Irgendwie glaubten wir das auch nicht. Eine Demenz kam doch nicht einfach aus heiterem Himmel und überfiel ihre Opfer in diese Weise. Ich war sicher, die Klinik musste sich irren. Zu Hause setzte ich mich an meinen PC und fing an zu Recherchieren. Ich brauchte ein paar Stunden, bis ich die wichtigsten Informationen zusammen hatte und wusste, worum es ging und welche Fragen ich stellen musste.

Am nächsten Tag konnte ich die Ärztin konfrontieren. Knurrend machte sie dann eine knappe und eigentlich sinnfreie Anamnese (Vorgeschichte), wobei sie das Wichtigste, nämlich seine Medikamente, nicht interessierte. Sie hatte auch keine Ahnung vom Zusammenhang Herzschrittmacher und Demenz.

Genau so wenig konnte sie mitteilen, um welche Demenzart es sich handeln könnte. Das Gespräch hatte uns gereicht. Nach weiteren zwei Tagen, in denen sie seine Lungeninfektion nicht erkannte und dem Patienten einfach die gröbsten Beruhigungstabletten eingeworfen hatte, reichte es uns. Wir enthoben sie offiziell ihrer Pflicht. Damit musste automatisch der Chefarzt der Klinik antreten. So bekam mein Vater das erste Mal, nach drei Tagen, die richtige ärztliche Behandlung. Wenigstens das hatten wir erreicht.

Das war der Startschuss eines langen Kampfes mit Ärzten, Pflegepersonal und K.O.-Medikamenten. Das ist jetzt über ein Jahr her. Erst jetzt werden wir mit einem unabhängigen Arzt langsam feststellen können, ob es tatsächlich Demenz ist. Jetzt, wo die merkwürdigen Medikamente langsam abklingen, die der neue Doktor abgesetzt hatte.

Autorin Le. Alex Sax, mehr zu lesen auf ihrer Seite:
https://www.lealexsax.ch/

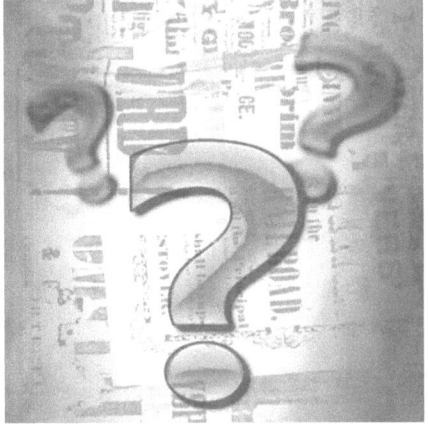

Foto: Alexas_Fotos pixabay.com

1.7. Pflege allein zu Haus: Urlaub und Kurzzeitpflege

Pflegende Angehörige verzichten teilweise Jahrzehnte auf Urlaub

Pflegende Angehörige pflegen häufig rund um die Uhr. 365 Tage im Jahr, 24 Stunden am Tag. Wer in den Urlaub fahren will, muss Kurzzeitpflege beantragen. Wiebke Worm erklärt, warum Kurzzeitpflege für Sie keine Option darstellt.

Kurzzeitpflege kommt für mich **nicht** in Betracht. Tja, **selber schuld**, mag jetzt manch einer denken. Aber abgesehen vom notwendigen Papierkram, der **Zeit** und **Kraft** frisst: Wie soll ich denn einen Urlaub **allein** genießen? **Für mich ist Urlaub immer eine schöne Zeit mit meinem Mann gewesen.** Ich **kann** und **möchte** mir Urlaub alleine gar nicht vorstellen.

Gewissensfragen

Sicher kenne ich genug Leute, die ich **besuchen** könnte. **Familie oder Freunde**, einige würden sich freuen, mich zu sehen. **Trotzdem:** Ich kann das nicht **mit meinem Gewissen** vereinbaren! Und wäre damit auch nicht „**frei**" für richtige Erholung. **Fakt ist:** Mir geht es gut, wenn es **meinem Mann** gut geht. Und das tut es, wenn ich **seinen (und meinen) Tagesablauf** sicherstellen kann.

Kurzzeitpflege ist keine Option

Seit meinem **intensiven Austausch** mit anderen pflegenden Angehörigen **verfestigt** sich meine Einstellung: **Kurzzeitpflege kommt für uns nicht in Frage.** Ich bin sehr froh, zwischendurch auch **von guten Erfahrungen** zu lesen. Es gibt also Hoffnung! Die negativen Fälle **überwiegen** allerdings.

Urlaub in Portiönchen

Es gibt viele Pflegende Angehörige wie mich, die sich deshalb ihren Urlaub **stundenweise** holen. Sie gehen raus, entweder mit Hund, oder ohne. Einen Kaffee trinken, fotografieren, Bäume umarmen oder sich auch einfach nur **am seltenen Lächeln des geliebten Menschen erfreuen**, den sie pflegen. Dies über **Jahre** und **Jahrzehnte**.

Umfrage: Wann hattet ihr euren letzte richtigen Urlaub

Auf meiner Facebookseite „Wir pflegen unsere Lieben" habe ich eine Umfrage gestartet und Pflegende Angehörige gefragt, **wann sie ihren letzten ‚richtigen Urlaub' hatten.**

Die Antworten haben mich **erschüttert** und **traurig** gemacht. **An dieser Stelle danke ich allen, die so ehrlich geantwortet haben.**

Neun Jahre ohne Urlaub

Im Durchschnitt haben diese pflegenden Angehörigen **seit knapp neun Jahren keinen Urlaub** mehr gehabt! Unter den 43 pflegenden Angehörigen, die mir innerhalb weniger Stunden antworteten, sind **einige seit über 20 Jahren** nicht mehr verreist.

Und dann dürfen sie sich noch **dumme Sprüche** anhören wie „Sei doch froh, dass zu Hause bleiben darfst und nicht arbeiten gehen musst."

Tut mir leid, wenn ich das höre, **graust** es mich. Ich finde das **unfassbar**. Solche Menschen sollten mal **einige Tag Pflege übernehmen**. Ich bin sicher, dass sie **nie wieder** so dämliche Sprüche bringen würden.

Kurzzeitpflege kostet Zeit und Nerven

Mir haben **Pflegende Angehörige** geschrieben, die **Kurzzeitpflege** ausprobiert haben und **ihren Trip abbrechen mussten**. Andere haben ihren ‚Pflegling' **in so schlechtem Zustand** wiederbekommen, dass sie **nie wieder Kurzzeitpflege** beantragt haben. Nur wenige Pflegende Angehörige können wegfahren. **Einmal im Jahr abschalten!** Für ein Wochenende, eine Woche oder zehn Tage. Jeder dieser Kurzurlaube kostet **Unmengen Energie**: Wer verreisen will, muss **Anträge** stellen, **Kurzzeitpflegeplätze** organisieren und dann müssen Einrichtung oder Pflegedienst noch **„passen"**.

Individuelle Bedürfnisse können im Pflegeheim **nicht** berücksichtigt werden. Dafür fehlen **Zeit und Personal**.

„Da muss Ihr Mann durch" ist für mich **kein Argument!**

Mal abgesehen davon, dass ich **alleine** im Urlaub **nicht glücklich** wäre: Warum „muss er dadurch"? Wem steht es zu, **so etwas zu sagen?**

Ja, ich habe das so zu hören bekommen. Sogar von Ärzten. **Ärzten**, die weder ihn noch mich wirklich kannten. Wer solche Sprüche bringt, sollte über **Entmündigung** nachdenken. Und darüber, wie er sich in **ähnlicher Situation** fühlen würde.

Echte Hilfe ist selten

Viel zu wenige Pflegende Angehörige haben **das große Glück**, echte Hilfe zu finden. Dafür nimmt das gesamte Pflegesystem **zu wenig Rücksicht auf Pflegende Angehörige**. Wir brauchen Hilfe, die wir **mit gutem Gewissen** annehmen können. Dazu müssen Politiker mit uns reden, uns **bei Entscheidungsprozessen** mit einbeziehen und nicht nur **über uns** reden.

Hilflos im Heim

Mein Fazit: Ich ginge kaputt, wenn ich meinen Mann **hilflos** in einem Heim zurücklassen müsste. Zurücklassen in dem Wissen, dass **niemand** ihm **um vier Uhr morgens** aufhelfen würde, egal wie weh seine Beine tun. Wissend, dass niemand die Zeit hätte, **ihm bei PC-Eingaben zu helfen**, wenn er die Maus oder die Tasten nicht mehr drücken kann. Wissend, dass – nein, ich könnte **endlos** weiter aufzählen, deshalb beende ich das hier. Es geht für mich **um Lebensqualität** und die hätte er **in keinem Heim**. Und was wir **mit einem Pflegedienst** erlebt haben, hat mein Vertrauen **nicht gestärkt. Aber das ist eine andere Geschichte.**

Wiebke Worm

Die Buchautorin, Illustratorin und Fotografin pflegt seit Jahren ihren Mann. Den abgedruckten Artikel schrieb sie für die Kolumne „Die Pflegebibel". Außerdem schrieb sie mit anderen Betroffenen und pflegenden Angehörigen den Sammelband „Wir bauen eine Brücke". Sie gründete die Facebook-Gruppe „Wir pflegen unsere Lieben".

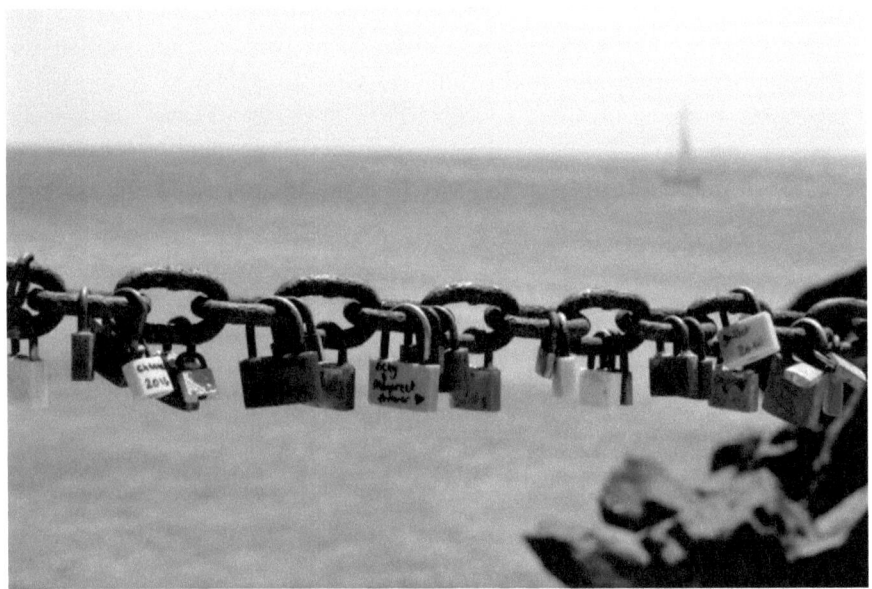

Foto: ph-niks pixabay.com

2. Allgemeines – Berichte - Gesetze

2.1. Wichtige Eckdaten rund um die Pflege

Pflegestärkungsgesetz

Am 1. Januar 2017 ist das zweite Pflegestärkungsgesetz in Kraft getreten. Es löst die bisherigen drei Pflegestufen ab und ist nunmehr in fünf Pflegegrade eingeteilt. Bisher Betroffene dürfen nicht benachteiligt werden und werden automatisch in den nächst höheren Grad überführt, d. h. wer bisher Pflegestufe 1 bezog, kommt automatisch in Pflegegrad zwei. Demenzerkrankte sollen von dem Gesetz profitieren, aber auch Menschen mit gewissen meist körperlichen Einschränkungen. Ebenso erhalten alle Pflegebedürftigen gleichberechtigten Zugang zu den Leistungen, unabhängig davon, ob sie körperlich, geistig oder psychisch beeinträchtigt sind. (Tabelle zur Übersicht, Seite 53)

Das neue Gesetz soll zur Stärkung der Pflege beitragen, mehr Transparenz und Erleichterungen schaffen. So schreibt es der Gesetzeshüter. Durch die Recherche zu diesem Buch habe ich viel gelesen. Da mein Antrag auf Pflege 2016 abgelehnt wurde, vertröstete mich die Krankenkasse auf dieses Jahr. Doch mich verwirrt das Pflegestärkungsgesetz II noch mehr als letztes Jahr das I. Schaue ich in die Gruppen, stehe ich mit dieser Behauptung nicht alleine da.

Weitere Besserung soll das neue Gesetz auch bei Hilfsmitteln bringen, wie Gehhilfen beispielsweise. Pflegebedürftige müssen keinen separaten Antrag mehr stellen, wenn der MD dies in das Gutachten geschrieben hat.

Man bekommt das Pflegegutachten automatisch nach Hause geschickt.

Der pflegebedingte Eigenanteil für Pflegebedürftige in vollstationärer Pflege ist nun für alle Pflegegrade gleich.

-ALT- **Pflegestufen** orientieren sich am Zeitaufwand.	0	-NEU- **Pflegegrade** orientieren sich am Grad der Selbstständigkeit.	1	Kommt nur für <u>neu</u> eingestufte Personen in Betracht.
	1		2	<u>Erhebliche</u> Beeinträchtigungen der Selbstständigkeit oder der Fähigkeiten
	2		3	<u>Schwere</u> Beeinträchtigungen der Selbstständigkeit oder der Fähigkeiten
	3		4	<u>Schwerste</u> Beeinträchtigungen der Selbstständigkeit oder der Fähigkeiten
			5	<u>Schwerste</u> Beeintr. der Selbstständigkeit od. der Fähigkeiten <u>mit besonderen</u> Anforderungen an die Pflegerische Versorgung

©Caroline Régnard-Mayer

Pflegegeld:

Übernehmen Angehörige oder Ehrenamtliche die Pflege, dann können sie Pflegegeld beziehen. Dieses kann mit Pflegesachleistungen kombiniert werden.

Erkrankt die Pflegeperson oder macht Urlaub, wird die Hälfte des Pflegegeldes, bis zu sechs Wochen pro Jahr, weitergezahlt.

Pflegesachleistungen für häusliche Pflege:

Diese Leistungen können Versicherte in Anspruch nehmen bei einer Hilfe durch einen ambulanten Pflegedienst.

Pflegehilfsmittel:

Kosten für Verbrauchsprodukte, z. B. Einmalhandschuhe, werden bis zu 40 Euro im Monat bezahlt.

Pflegehilfsmittel, wie Geräte und Sachmittel, die die häusliche Pflege erleichtern, die notwendig sind, die zur Linderung für den zu Pflegenden dienen oder eine selbstständige Lebensführung ermöglichen, werden in der Regel teilweise oder gegen Zuzahlung zur Verfügung gestellt. Dies gilt für alle Pflegegrade!

Verhinderungspflege–Pflege bei Verhinderung der Pflegeperson:

Die Pflegeversicherung übernimmt die Kosten, wenn die Pflegeperson in Urlaub ist oder durch Krankheit ausfällt. Es betrifft die Pflegegrade 2 bis 5. Es ist bis zu sechs Wochen möglich, eine Ersatzkraft einzusetzen. Bis zu 50

% des Leistungsbetrags können für Kurzzeitpflege zusätzlich zur Verhinderungspflege ausgegeben werden.

Kurzzeitpflege:

Nach einem stationären Krankenhausaufenthalt oder einer begrenzten vollstationären Pflege gibt es für Pflegebedürftige die Möglichkeit der Kurzzeitpflege in entsprechenden stationären Einrichtungen. Es gilt ein Anspruch von vier bis acht Wochen und die Kosten werden auf den Leistungsbetrag für eine Verhinderungspflege angerechnet. Denn nun können nicht verbrauchte Leistungsbeträge für Verhinderungspflege auch für die Kurzzeitpflege eingesetzt werden. Auch ohne Inanspruchnahme der Verhinderungspflege besteht ein Anspruch auf acht Wochen Kurzzeitpflege. Die Weiterzahlung des hälftigen Pflegegeldes wurde ebenso auf acht Wochen angehoben. Dies gilt für die Grade 2 bis 5. Für Pflegegrad 1 gilt ein Betrag zur Entlastung von 125 Euro im Monat, um Leistungen der Kurzzeitpflege zu beanspruchen.

Leistungen für Pflegebedürftige in ambulant betreuten Wohngruppen:

Für Gründungen von ambulanten Wohngruppen, sogenannten Pflege-WGs, kann die Pflegeversicherung eine Anschubfinanzierung für alle Pflegegrade gewähren. Es ist ein Höchstbetrag von 2.500 Euro pro Person oder 10.000 Euro pro Wohngruppe vorgesehen. Pflegebedürftige mit bestimmten Mindestanforderungen können zusätzliche Leistungen, einen monatlichen Wohngruppenzuschlag für alle Pflegegrade, in Anspruch nehmen. Es ist ein Betrag von 214 Euro pro Monat vorgesehen. Somit kann eine Präsenzkraft angestellt werden.

weitere Infos: https://sozialversicherung-kompetent.de/pflegeversicherung/leistungsrecht/478-wohngruppenzuschlag.html (Stand 01.01.2017)

Wohnumfeldverbessernde Maßnahmen:

Oft ist es bei der häuslichen Pflege notwendig, bessere Wohnbedingungen, angepasst an die besonderen Belange eines Pflegenden, zu schaffen. Es betrifft alle fünf Pflegegrade. Je Maßnahme kann ein maximaler Zuschuss von 4.000 Euro gezahlt werden.

Teilstationäre Leistungen der Tages-/Nachtpflege:

Unter Tages- und Nachtpflege (teilstationäre Versorgung) versteht man die zeitweise Betreuung im Tagesverlauf in einer Pflegeeinrichtung.

Diese Leistungen können neben der ambulanten Pflegesachleistung/Pflegegeld in vollem Umfang bezahlt werden. Nur bei Pflegegrad 1 wird der Entlastungsbetrag von bis zu 125 Euro pro Monat gezahlt, alle anderen Grade sind entsprechend aufgelistet, bei Grad 2 zum Beispiel sind es bis zu 689 Euro.

Leistungen bei vollstationärer Pflege:

Hier werden Pflegebedürftige, die in einem Pflegeheim leben, unterstützt.

Pflegebedürftige haben Bestandsschutz und das neue zweite Pflegestärkungsgesetz sieht keine Einbußen vor. Demenzerkrankte im Pflegeheim, die vorher in Pflegestufe 0 eingeteilt waren und somit keine Leistungen erhielten, werden in Pflegegrad 2 eingestuft. Versicherten mit Pflegegrad 1 werden 125 Euro monatlich gezahlt.

Es wurde ein einrichtungseinheitlicher Eigenanteil der Versicherten in Pflegeheimen (vollstationäre Pflege) festgelegt.

Entlastungsbetrag bei häuslicher Pflege:

Pflegebedürftige haben Anspruch auf Betreuungs- und Entlastungsleistungen zusätzlich zu anderen Leistungen. Hier handelt es sich um Unterstützungen des zu pflegenden Angehörigen und des Pflegenden, um die Betreuung zu sichern, Hilfe bei hauswirtschaftlichen Versorgungen und um den Pflegealltag zu organisieren. Alle Pflegegrade erhalten einen Betrag von bis zu 125 Euro im Monat. Er muss für die Finanzierung einer teilstationären Tages- oder Nachtpflege, einer vollstationären Kurzzeitpflege, für Leistungen eines ambulanten Pflegedienstes oder Angebote zur Unterstützung im Alltag genommen werden. Es ist keine Geldleistung.

Der Entlastungsbetrag wird mit keinen anderen Leistungen verrechnet, sondern wird zusätzlich bezahlt.

Nicht vollständig ausgeschöpfte Beträge können in den darauffolgenden Monat übertragen werden oder am Jahresende in das darauffolgende Kalenderjahr.

Übergangspflege:

Ein Versicherter, der vorübergehend Pflege benötigt und keinen Pflegegrad hat, z. B. nach einer Operation oder akut schweren Erkrankung, hat Anspruch auf Grundpflege (häusliche Krankenpflege) und hauswirtschaftliche Versorgung (Haushaltshilfe) für bis zu vier Wochen. Diese Leistungen können auf bis zu 26 Wochen verlängert werden, wenn Kinder unter 12 Jahren im Haushalt leben oder behindert sind. Ist der Versicherte dann immer noch nicht in der Lage, sich zu versorgen, ist eine Aufnahme in eine Kurzzeit-Pflegeeinrichtung für bis zu acht Wochen möglich. Die Krankenkasse beteiligt sich an den Kosten für Pflege, Betreuung und Behandlungspflege mit einem Betrag von 1.612 Euro pro Jahr.

2.2. Manchmal ist es notwendig, auch diesen Schritt zu gehen ...

... seinen geliebten Menschen, der schwerkrank ist und im Sterben liegt, in ein Hospiz oder die palliative Station einer Klinik einweisen zu lassen. Das ist sicher der schwerste Schritt für den pflegenden Angehörigen und den Betroffenen. Doch es gibt auch ambulante Hospiz- und palliative Beratungsdienste, die Schwererkrankte und Sterbende gemeinsam mit ihrer Familie und Freunden zu Hause bis zuletzt begleiten. Das gibt dem kranken Menschen die Sicherheit und Geborgenheit, in vertrauter Umgebung zu sterben.

Solche ambulanten Tätigkeiten und Unterstützungen gibt es immer mehr in Deutschland. Bitte wenden Sie sich bei Fragen für Ihren Wohnort an Sozialdienste, die können Ihnen weiterhelfen oder Ihr behandelnder Hausarzt. Es sind hauptehrenamtliche Hospizfachkräfte und ehrenamtliche Hospizbegleiter/-innen. Sie arbeiten mit Hausärzten, ambulanten/stationären Einrichtungen und Sozialdiensten zusammen.

Hauptehrenamtliche sind Krankenschwestern und Sozialpädagogen, die eine Zusatzqualifikation in umfassender Versorgung von Schwerstkranken (Palliative Care) durchlaufen haben. Sie informieren über eine Schmerztherapie gemeinsam mit dem Hausarzt, um Schmerzen so erträglich wie möglich zu machen. Sie beraten Angehörige und Schwersterkrankte über die Patientenverfügung und Vorsorgevollmacht. Sie helfen bei der Organisation der häuslichen Pflege und vermitteln weitere Hilfsmaßnahmen. Ihnen unterliegen die ehrenamtlichen Mitarbeiter. Die wiederum sind durch intensive Seminararbeit mit ständigen Fortbildungen ausgebildet und unterwiesen. Sie unterstützen den Schwerstkranken seelisch wie körperlich und bringen so etwas Normalität in den Alltag der Familie. Sie sind Ansprechpartner nicht nur für den Patienten, sondern auch für Familie und gegebenenfalls Freunde. Sie begleiten auch in der Trauer, also der Zeit nach dem Tod, da sie eng bei der Familie und dem Sterbenden tätig waren.

Ich habe einen schönen Spruch in einem Flyer des Ambulanten Hospizdienst Westrich gelesen, den ich mir notiert habe:

„Einfach DA-SEIN und ZEIT-Haben"!

Dem ist nichts mehr hinzuzufügen, denn zu Hause zu sterben, denke ich, ist das Vollkommenste für den Menschen am Ende seines Weges. In Liebe und Geborgenheit zu gehen. Einen Sterbenden zu Hause zu begleiten, wurde früher immer so gehandhabt und wird in vielen Kulturen noch heute so gepflegt. So langsam besinnt sich die Menschheit wieder auf diese gnädige Geste.

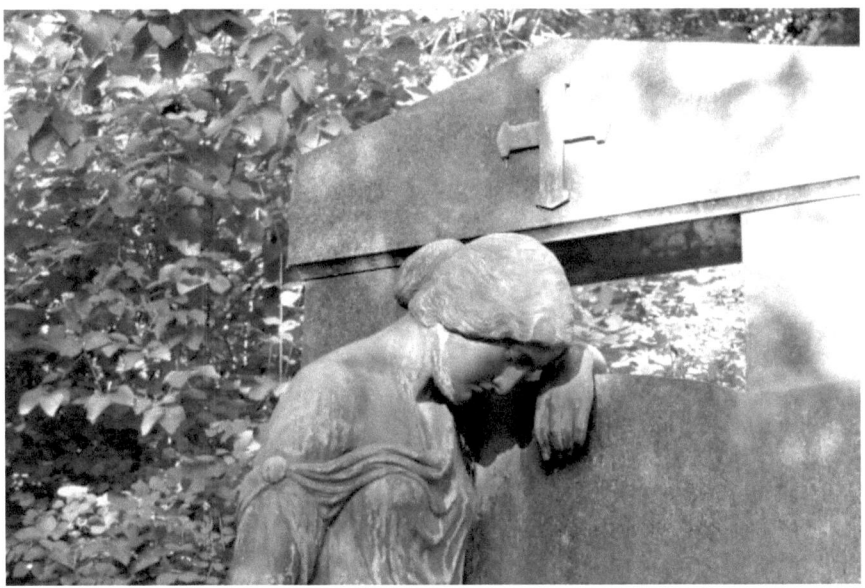

Foto: PIRO4D-2707530 pixabay.com

2.3. Dokumentation eines Gutachter-Termins

(Auszug aus meinem Buch: „Seelenqual mit HappyEnd", das ich unter Pseudonym Heidi Dahlsen veröffentlicht habe, um anderen Betroffenen zu helfen.)

… Jetzt, ein Jahr nach der Chemo, sind meine Hände und Füße noch etwas geschwollen und die Gelenke schmerzen bei jeder Bewegung. Ein Orthopäde hat mich untersucht und mit einer entsprechenden Therapie begonnen. Nun muss ich nur noch abwarten, ob eine Linderung einsetzt. Sehstörungen treten noch ab und zu auf, je nachdem wie sehr ich gestresst bin.

Da mein allgemeiner Gesundheitszustand nicht gerade rosig ist, empfiehlt mir meine Hausärztin, einen Antrag auf Erwerbsunfähigkeitsrente zu stellen. Sie kennt mich seit fast zwanzig Jahren und kann die Notwendigkeit sicher ganz gut einschätzen.

Deshalb besorge ich mir die Formulare, fülle sie aus und bekomme bereits acht Wochen später einen Termin, an dem ich alle Unterlagen persönlich abgeben soll.

Die Bearbeiterin der Rentenversicherung schaut auf meine Diagnosen und sagt: „Oh, da besteht ja nicht mehr viel Hoffnung auf Besserung bei Ihnen."

Ich zucke mit den Schultern, denn von anderen Antragstellern habe ich gehört, dass es fast unmöglich ist, diese Rente überhaupt oder wenigstens in absehbarer Zeit zu bekommen.

Bevor über meinen Antrag entschieden wird, muss ich mich noch von einem unabhängigen Psychologen untersuchen lassen. Trotzdem sollen bei der Entscheidung hauptsächlich die Befunde meiner behandelnden Ärzte Beachtung finden, denn damit habe man sehr gute Erfahrungen gemacht, wird betont. Das beruhigt mich etwas.

Der Termin beim Gutachter rückt heran.

Ich bin sehr aufgeregt, weil davon trotzdem sicher viel abhängen wird. Also betäube ich mich wieder mit Notfalltropfen, damit ich überhaupt zu ihm fahren und mich seinen Fragen stellen kann.

Die Fahrt auf dem Beifahrersitz kann ich nicht genießen. Zum Glück kümmert sich mein Mann darum, wann ich wohin muss, sodass ich ihm nur hinterherlaufe.

Ein uraltes Blechschild, auf dem ich **„Neurologe - Psychiater"** entziffere, weist uns den Weg in die Praxis.

„Na, wenn der Arzt so alt ist, wie dieses Schild", denke ich resigniert.

Wir setzen uns ins Wartezimmer.

Alle Befunde und Unterlagen, die ich mitbringen sollte, habe ich in einer Mappe ordentlich zusammengeheftet. Er soll sich ja ein umfassendes Bild über meinen schlechten Gesundheits-, besser gesagt Krankheitszustand, machen können.

Die Sprechstundenhilfe verlangt meine Chipkarte, die ich ihr mit zitternder Hand entgegenhalte. Mein Mann fragt sie, wie lange die Untersuchung dauern würde, denn er hat noch einen wichtigen Termin und möchte wissen, wann er mich wieder abholen kann.

Sie teilt uns mit, dass das Gespräch nach max. 30 Minuten beendet sein wird.

„30 Minuten???", dröhnt diese Aussage in meinem Kopf. *„Wie soll ich ihm in einer halben Stunde erzählen, was mir alles auf der Seele brennt? Woher soll ich wissen, welche Aussagen wichtig sind und welche nicht? Ich werde einen Sprachturbo einlegen müssen, um in der kurzen Zeit aus meinen 50 Lebensjahren mit allen Höhen und Tiefen zu berichten. Hoffentlich kann er auch turbomäßig zuhören."*

Kurz darauf werde ich ins Sprechzimmer gerufen und setze mich auf den mir zugewiesenen Stuhl und mache mir Hoffnung auf einen verständnisvollen Zuhörer.

Erwartungsvoll schaut er mich an und fordert mich auf: „Na, dann fangen Sie mal an."

Ich atme tief durch und beginne, wie bisher bei jedem Gespräch mit einem Psychologen, in meiner Kindheit.

„Also, meine Eltern betonen heute noch, dass ich nur entstanden bin, weil sie Langeweile hatten. Sie sehen mich als notweniges Übel an …"

„STOPP!!!" Er winkt ab und unterbricht mich mit den Worten: „Die Kindheit wird immer viel zu hoch bewertet. Hat Ihnen das Ihre Psychologin eingeredet oder sind Sie selbst darauf gekommen?"

Ich schnaufe durch, denn jetzt bin ich etwas verwirrt. Er hat mich aus dem Konzept gebracht. Schnell versuche ich mich an die ersten Therapiesitzungen bei meiner Psychologin zu erinnern.

Damals war ich froh, endlich mal jemandem mein Herz ausschütten zu können, sodass die Worte nur so aus mir rausprudelten. Viele Stunden hatte ich wie ein Wasserfall berichtet. An die wenigen Antworten der Psychologin kann ich mich nur noch vage erinnern.

„Äh, mhhh … na ja", stammle ich. „Also meine Psychologin kam während der Therapie eigentlich kaum zu Wort, denn ich hatte so viel zu erzählen. Demnach muss ich schon selbst darauf gekommen sein."

Er schaut mich erstaunt an, denn mit einer sinnvollen Antwort hatte er sicher nicht gerechnet.

Nun äußert er ein unwilliges: „Mhmmm", und blättert in meiner Akte. „Also, wenn ich das hier so richtig sehe, haben Sie den Schulabschluss geschafft und sogar studiert und als Ingenieur gearbeitet."

Ich stimme ihm zu und nicke.

„Sehen Sie, dann kann Ihre Kindheit gar nicht so schlimm gewesen sein", äußert er.

„*OK*", denke ich. „*Dann habe ich mir das alles nur eingebildet.*"

Umgehend bekomme ich ein schlechtes Gewissen, weil ich wahrscheinlich undankbar zu meinen Eltern bin.

Gespannt warte ich erst mal ab, was er als nächstes wissen möchte und schaue ihn nun meinerseits erwartungsvoll an.

„Welche weiteren Beschwerden haben Sie sonst noch?", fragt er.

Wahrheitsgemäß antworte ich, dass ich die OP´s gut überstanden und nur noch Schmerzen im Bauch bei Bewegung habe. Seit der Chemo leide ich an Sehstörungen, schaffe zu Hause kaum meine alltäglichen Arbeiten und habe das Gefühl, dass mein Gehirn ganz langsam funktioniert. Nach wie vor kann ich nur in Begleitung meines Mannes überhaupt das Haus verlassen, denn die psychischen Probleme äußern sich unter anderem oft in Wahrnehmungsstörungen.

„Wie soll ich mir die vorstellen?", fragt er.

„Ich kann nicht allein über die Straße oder große Plätze gehen. Da habe ich immer das Gefühl, dass ich falle."

„Und, sind Sie schon mal gefallen?"

„Nein", muss ich ehrlicherweise zugeben.

„Na, sehen Sie. Dann fallen Sie auch in Zukunft nicht. Was Sie brauchen ist ein längerer Aufenthalt in der Psychiatrie, danach Reha und eine Kur sowie andere Tabletten. Dann wird das schon."

In mir breitet sich schon allein bei diesem Gedanken Panik aus.

„Nein, ich kann nicht von zu Hause weg."

Ich schüttle meinen Kopf und antworte: „Ich habe es nach den Operationen kaum im Krankenhaus ausgehalten und hatte Todesangst und wirklich Selbstmordabsichten. So einer grausamen Situation will ich mich nie wieder aussetzen. Wie soll ich eine Kur durchstehen? Das einzige, was ich eventuell in Erwägung ziehen könnte, wäre eine Therapie in einer Tagesklinik, aber auch nur, weil ich dann genau weiß, dass ich abends zu Hause bin."

Er nickt und sagt: „Dann fangen Sie damit an, denn mit `Ich kann nicht!´ und `Ich will nicht!´, kommt man nicht weit im Leben."

„Das weiß ich selbst", antworte ich leise.

Weil ich nicht will, dass er mich für eine Faulenzerin und Simulantin hält, zermartere ich mir mein Hirn, womit ich ihn noch überzeugen könnte, dass die von ihm gemachten Vorschläge nicht die richtigen für mich sind.

„Außerdem", fällt mir spontan zu meiner Verteidigung und Rechtfertigung noch ein, „wenn ich monatelang in die Psychiatrie und zur Kur soll, dann bin ich ja nicht zu Hause. Niemand kann meine Aufgaben übernehmen, also muss unser Hund ins Tierheim, unsere Enkelin kann ich gleich zur Adoption freigeben und meine Ehe wäre sicher auch im A… äh kaputt." Ich schüttle den Kopf. „Nein, das kommt nicht in Frage, denn mein Mann kann nicht alles allein machen. Er hat einen anstrengenden Job und viele Termine. Mein gewohntes Leben wäre vorbei. Ich müsste dann allein in eine kleine Wohnung ziehen und wäre bald so verzweifelt, dass ich mir wirklich das Leben nehme." Er schaut mich mit weit aufgerissenen Augen an, deshalb rede ich einfach weiter: „Ich würde Ihnen gern ein Röntgenbild vorlegen, auf dem Sie meine gesundheitlichen Probleme alle sehen können. Aber bei psychischen Störungen ist das eben nicht möglich."

„Sie sind noch jung! Sie können noch lange arbeiten!", stellt er fest und fragt: „Wer ist eigentlich auf die Idee gekommen, dass Sie jetzt schon Rente beantragen sollen?"

„Meine Hausärztin", erwidere ich schnell, „denn die behandelt mich seit fast zwanzig Jahren und kann meinen Gesundheitszustand unterdessen sicher ganz gut einschätzen. Sie ist übrigens der Meinung, dass ich mich mit den psychischen Störungen lange genug rumquäle. Seit fünfzig Jahren sage ich mir fast täglich, dass ich MUSS und raffe mich auf und kämpfe mich durch JEDEN Tag."

„Ach", winkt er lässig ab. „Ein bisschen Selbstdisziplin und andere Tabletten, wie ich bereits sagte, dann wird das schon. Sie liegen bestimmt den ganzen Tag zu Hause faul rum und wundern sich dann, dass Sie nicht in Schwung kommen."

„Nein, das tue ich nicht!", widerspreche ich. „Jeden Tag sind wir mit dem Hund unterwegs und mehrmals täglich steige ich bewusst die Treppe in unserem Haus vom Keller bis unters Dach hoch und runter, um etwas für meine Fitness zu tun."

„Was?", fragt er und schaut auf meine Adresse. „Wie hoch ist denn Ihr Haus? Sie wohnen auf dem Dorf, da gibt es doch nur flache Hütten."

Ich kann kaum glauben, was ich da höre. „Der Schwerbehindertenausweis wurde mir gewährt, sogar mit 60 %, gleich für fünf Jahre", werfe ich noch kurz ein und hoffe, dass diese Aussage wichtig ist.

Er schreibt dies in seine Unterlagen und schaut mich wieder erwartungsvoll an.

Nun spiele ich meinen letzten Trumpf aus. Soweit wollte ich es eigentlich nicht kommen lassen, aber wahrscheinlich muss man bei ihm schwerere Geschütze auffahren. In einem Kunstmagazin hatte ich durch Zufall ein Bild entdeckt, bei dem ich sofort der festen Überzeugung war: *„So funktioniert mein Gehirn!!!"*

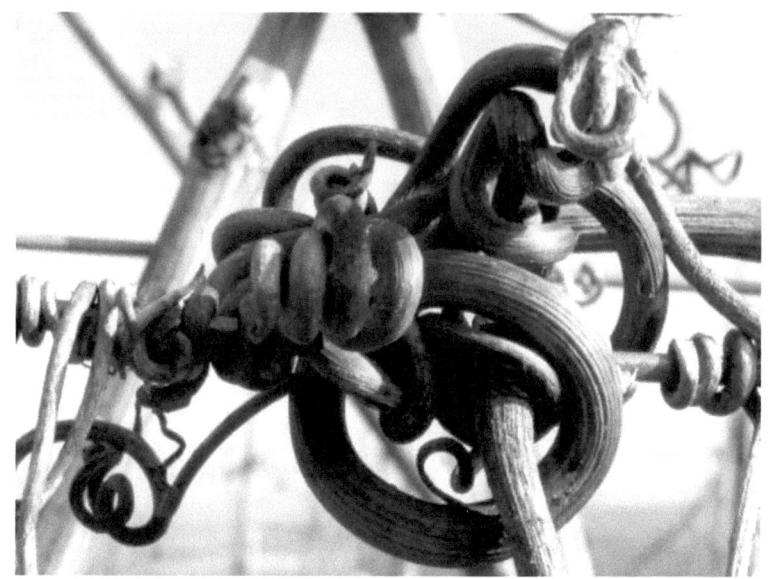

Foto: www.pixelio.de/PeterRöh

Ich hoffe, gesunden Menschen damit veranschaulichen zu können, wie Depressionen sich anfühlen.

„Hier!", sage ich genervt und zeige ihm die Abbildung. „Damit bekommen Sie eine bessere Vorstellung, wie mein Gehirn funktioniert."

Er wirft einen Blick darauf, zieht seine Augenbrauen nach oben. Dann lacht er herzhaft und schüttelt den Kopf.

Da ich am Ende meines Lateins bin und unterdessen resigniere, reiche ich ihm die Mappe mit den Befunden meiner behandelnden Ärzte.

„Das sind alle Unterlagen, die ich Ihnen mitbringen sollte", sage ich. „Darin können Sie später in Ruhe nachlesen, wie es mir wirklich geht."

„Die brauche ich nicht. So viel Papier macht nur meinen Schrank voll", meint er, dreht sich um, und pfeffert meine Akte in ein Fach.

Wie ich sehen kann, liegt ansonsten nicht viel darin.

Danach zeigt er genervt zur Tür und meint: „Sie können gehen", und wendet sich sehr interessiert dem nächsten Gutachten zu.

„Danke, dass Sie mir sooo lange zugehört haben", entfährt es mir.

Ich bin eigentlich ein höflicher Mensch und selbst etwas erschrocken darüber, dass ich dies gesagt habe.

Ja, ich bin psychisch krank ... jedoch nicht blöd und habe es verdient, wenigstens etwas mit Respekt behandelt zu werden ... auch von einem Gutachter.

„Eigentlich kann so ein sinnloses Gespräch ja nicht im Sinne der Rentenversicherung sein", denke ich und schließe schnell die Tür hinter mir.

„Wow", empfängt mich mein Mann. „Ganze 23 Minuten hat die Begutachtung gedauert. Und das, wo er dich heute zum ersten Mal gesehen hat. Dieser Psychiater muss ein Genie sein." Er grinst und nimmt mich liebevoll in den Arm. „Na ja, das war ja zu erwarten. Er vertritt immerhin die Rentenversicherung und die will ihr Geld nicht zum Fenster rauswerfen, indem sie unberechtigterweise Rente zahlt."

Noch lange Zeit später grüble ich über die Aussagen dieses Psychiaters nach, bis ich zu dem Entschluss komme, dass ich nichts beeinflussen kann, also lasse ich es und widme mich angenehmeren Gedanken.

Mein Antrag wurde wie erwartet abgelehnt, denn ich kann nach Einschätzung des Gutachters täglich drei bis sechs Stunden arbeiten und dies sogar im Schichtdienst.

„Wow!"

So viel zu der Aussage der Rentenversicherung, dass man sich bei der Entscheidung hauptsächlich auf die Befunde meiner behandelnden Ärzte stützen will.

Für mich steht fest, falls ich irgendwann wieder zu einem Gutachter eingeladen werde, tue ich mir und meinen bereits übermäßig strapazierten Nerven diese Demütigung auf keinen Fall nochmals an.

Den Termin werde ich absagen und schon mit meinem Nichterscheinen beweisen, dass ich allein gar nicht aus dem Haus gehen kann …

Fast 50 Jahre habe ich gekämpft, alles getan was Eltern, Lehrer, Ärzte, Chefs von mir verlangten. Konnte nicht verstehen, dass ich mich dabei komisch fühlte, Schweißausbrüche bekam und am liebsten immer weggelaufen wäre und mich versteckt hätte.

Seit zehn Jahren bin ich in psychologischer Behandlung und habe nun erfahren, wie krank ich bin. Auch die Diagnose Krebs hat mich fast in den Selbstmord getrieben, weil ich aufgrund meiner psychologischen Beschwerden die negativen Gedanken in meinem Kopf nicht mehr beherrschen und in Positives umwandeln konnte.

Dank meines jetzigen Psychologen kann ich unterdessen ein etwas lebenswertes Leben führen, es ist jedoch ein täglicher Kampf, den ich noch lange nicht gewonnen habe.

Autorin Heidi Dahlsen

https://autorin-heidi-dahlsen.jimdo.com/

2.4. Ablauf der Pflege im Pflegeheim

Sollten Pflegeberufe und Abläufe in Heimen nicht neu überdacht werden?

Bericht einer älteren MS-Patientin in einem Pflegeheim, der durch meine umfangreiche Recherche und meine daraus resultierenden Erfahrungen so aussehen könnte.

Die Frage stellte sich mir und Ihnen eventuell nach Lesen des Berichts ebenfalls: „Warum gibt es keine speziellen Einrichtungen für Menschen mit neurologischen Erkrankungen"?

Hier ist die Politik gefordert, denn noch immer zeigen sich Heime als „Abstellgleise für Menschen mit geringer Rente und Budget"! Doch gerade diese MS-Patientin, wie die Dame in meinem Bericht, sollte eine ganz spezielle Pflege gewährleistet bekommen, vor allem mit speziellen Fachkenntnissen und physiotherapeutischen Maßnahmen.

Durch zwei Unterrichtseinheiten im letzten Jahr in der Pflegefachschule im Pfalzklinikum, die ich mit einer Kollegin an einem Vormittag mit je zwei Stunden hielt, erfuhren wir von den Schülern und Schülerinnen, dass ihre Ausbildung auf diesem Fachgebiet zu kurz kommt. **Sollte man nicht grundsätzlich die verschiedenen Pflegeberufe neu überdenken?**

Leider musste ich schon oft bei stationären Klinikaufenthalten selbst erfahren, dass Schwestern und Pfleger, besonders ausländische, wenig Fachkenntnisse im Umgang mit neurologischen Patienten besitzen. Man bedenke, ich liege jedes Mal auf einer neurologischen Station! **Auch hier zeigt sich doch ein Defizit in der Ausbildung beziehungsweise in den späteren Fortbildungen!**

Die MS-Patientin in meinem Bericht entwickelte mit der Zeit einen Dekubitus (lokale Schädigung der Haut und des darunterliegenden Gewebes, auch Wundliegegeschwür genannt) und kämpft neben den vielen MS-Schüben nun auch noch mit dieser chronischen Wunde. Von ihren Schüben hat sie sich zwar langsam immer wieder erholt, mit unvollständiger Remission, doch sie konnte wieder mobilisiert werden. Der Tagesplan, den ich anschließend hier beschreibe, zeigt uns, wie wenig Freiraum im Heim für einen MS-Patienten, das gilt auch für andere neurologische Erkrankungen, verbleibt. Da Bewohner eines Pflegeheims in der Regel nur bedingt Möglichkeiten haben, ihren Tagesplan individuell zu gestalten – feste Essenszeiten, feste Zubettgehzeiten, wenig Möglichkeiten zur Beschäftigung außerhalb des Pflegealltags – hat sich die 76-jährige Dame schließlich danach strukturiert.

Biographische Daten:

76 Jahre alt, verwitwet, 2 Kinder

Zeit zwischen ersten Anzeichen der MS und Diagnosestellung ca. 20 Jahre, bis Mitte 1995 berufstätig, seit 2011 im Pflegeheim

Erkrankung:

Multiple Sklerose (MS) chronisch progredient, Pflegestufe 2

Weitere Erkrankungen: Diabetes Mellitus Typ II, Niereninsuffizienz SPK-Anlage (Suprapupischer Katheder), Stuhlinkontinenz, Psychosen

Die Begleitung und Pflege der Patientin bedarf einer großen Empathie, da sie sehr empfindlich auf Berührung und wechselnde Pflegekräfte reagiert. Die Mitarbeit und Akzeptanz der Pflege ist unmittelbar davon abhängig.

Medikamente

Amlodipin 5, Antihypertonikum, Clopidogrel 75, Blutverdünner, Gabapentin 300 mg, Antiepileptikum, Lioresal 10 mg, Muskelrelaxans, Methionin 500, Urologikum (harnansäuernd), Ramipril 2,5, Antihypertonikum, Tilidin AL comp. 50mg/4mg, Analgetika, Torasemid, Diuretikum, Lantus Insulin

Tagesablauf

(stichpunktartig von mir zusammengefasst - PE heißt Pflegeempfänger)

8:00 Uhr

PE entpositionieren

Teilwäsche im Bett

Versorgung mit Inkontinenzmaterial

Verbandwechsel SPK

Umstöpseln des Nachtbeutels auf den Beinbeutel

Anziehen der Anti-Thrombose-Strümpfe

Ankleiden, Mobilisation in Rollstuhl mit Hilfe des Lifters

Wäsche von Oberkörper, Mundhygiene am Waschbecken, je nach AZ

Ankleiden, Zimmer aufräumen

9:00 Uhr

Frühstück im Zimmer

Medikation wird gereicht

PE trinkt sehr viel und selbstständig

9:00 – 11:30 Uhr

PE hält sich vorwiegend im Zimmer auf und schaut fern

entleert regelmäßig den Beinbeutel im Bad

fährt öfter mit dem Rollstuhl vor die Zimmertür und verfolgt den Pflegealltag auf dem Flur, möchte aber zu keiner Beschäftigung

11.30 – 12:30 Uhr

PE fährt selbstständig mit dem Aufzug ins EG und nimmt dort im Speisesaal das Mittagessen ein, Medikation wird gereicht

12:30 – 14:30 Uhr	PE hält Mittagsruhe im Rollstuhl und schaut fern
14:30 – 15:00 Uhr	Kaffee trinken, sucht Gespräch mit PP
15:00 – 17:30 Uhr	schaut fern und liest Zeitschriften

entleert regelmäßig Beinbeutel im Bad und beobachtet von dort aus alles was im Flur vor sich geht, möchte nicht zur Beschäftigung

17:30 – 18:30 Uhr

fährt selbstständig ins EG und nimmt dort im Speisesaal das Abendessen ein, Medikation wird gereicht

18:30

Mundhygiene im Bad, kleine Abendpflege meist selbstständig

PE zieht Oberbekleidung aus und Nachthemd an

19:00 Uhr

Mobilisation vom Rollstuhl ins Bett mit Hilfe des Lifters

Teilwäsche des Unterkörpers im Bett,

Versorgung mit Inkontinenzeinlage

Umstöpseln von Beinbeutel auf Nachtbeutel

Lagerung der PE

19:30 – 22:00 Uhr

PE schaut noch fern vor dem Schlafen

BZ Kontrolle um 21:00 Uhr

Injektion von Insulin 21:30 Uhr

Nachtmedikation wird gereicht

22:00 – 8:00 Uhr

Nachtruhe

regelmäßige Kontrollgänge und Positionierung durch Nachtwache

Die Pflegeplanung für den Pflegeprozess wird in <u>mehreren Schritten</u> gegliedert.

<u>1. Kommunizieren</u>

PE kann sich mitteilen, kann Anweisungen verstehen und ausführen. Bei längeren Gesprächen zeigen sich Aufmerksamkeits- und Konzentrationsstörungen. PE benötigt Brille, weil sie schlecht sieht.

Maßnahmen:

    1. Bei komplexen Themen Gesprächspausen ermöglichen

Geduld und Zeit für Gespräche

Pflegemaßnahmen auch für Gespräche nutzen

Langsam und deutlich sprechen

    2. Brille reinigen und reichen bzw. erreichbar zurechtlegen

2. Sich bewegen

PE kann Arme und Oberkörper eingeschränkt bewegen, kann eingeschränkt greifen, kann Kopf bewegen, akzeptiert Mobilisation, kann mit Hilfe sitzen.

Die Bewegungseinschränkungen bedingt durch Lähmung und Spastik der Extremitäten. PE kann Lage im Bett nicht selbstständig verändern. Dekubitus Stadium I an Steißbein, Kontrakturen in Schulter- und linkem Ellenbogengelenk. Kann Transfer nicht selbstständig ausführen.

Maßnahmen:

1. Aktivierende Pflege mit Hilfestellung
Bereitstellen von Hilfsmitteln
Krankengymnastik und Ergotherapie einleiten
2. Kontrakturprophylaxe nach Pflegestandard
Dekubitusprophylaxe nach Pflegestandard
Risikoeinschätzung Dekubitus und Kontraktur
3. Mobilisation mit Hilfe des Lifters

3. Vitale Funktionen des Lebens aufrechterhalten

PE akzeptiert derzeitige Einschränkungen, ist motiviert mitzuarbeiten. Sie leidet an einer schubförmigen MS. Durch die Immobilität besteht die Gefahr von Thrombose, Pneumonie und Obstipation. Sie hat Schmerzen.

Maßnahmen:

1. Arzt informieren

Medikamentenverabreichung nach ärztlicher Verordnung

Neurologische Beobachtung

2. Thrombose-, Pneumonie- und Obstipationsprophylaxe nach Pflegestandard
3. Medikamentengabe nach Anweisung des Arztes

4. Sich pflegen

Kann Kopf und Arme eigenständig bewegen, Beine, Füße und Zehen gelähmt, Greifen mit Händen stark eingeschränkt. PE ist durch Lähmungen bzw. Einschränkungen der Beweglichkeit der Extremitäten bei der Körperpflege stark eingeschränkt. Außerdem ist sie übergewichtig, hat eine überlappende Bauchfalte und ist an Diabetes melitus Typ II erkrankt, Gefahr einer Intertrigo (Wund sein der Haut).

Maßnahmen:

1. Hilfestellung bei der Körperpflege morgens und abends

Volle Übernahme der Pflege des Unterkörpers im Bett, des Rückens und der Haare am Waschbecken

Teilweise Übernahme mit Hilfestellung bei Pflege des vorderen Oberkörpers, der Arme und der Zahn- und Mundhygiene, genügend Zeit lassen

Volle Übernahme des Duschens 1x in der Woche

Soor- und Parotitisprophylaxe nach Pflegestandard

2. Intertrigoprophylaxe nach Pflegestandard

Kontrakturen-, Pneumonie-, Antithromboseprophylaxe nach Pflegestandard

5. Essen und Trinken

PE kann schlucken, hat großes Durstgefühl, hat normalen Appetit, isst gerne, aber kann mit den Händen nur eingeschränkt greifen. Isst langsam und ist leicht übergewichtig (BMI 26,1).

Maßnahmen:

1. Essen und Trinken bei starkem Tremolo zu allen Mahlzeiten reichen
H_2O in Trinkflaschen füllen
Ess- und Trinkprotokoll führen
2. Genügend Zeit zum Essen reichen einplanen
3. Gewichtskontrolle regelmäßig durchführen

6. Ausscheiden

PE hat keine Kontrolle über Stuhlabgang, hier besteht die Gefahr von Intertrigo. Sie leidet an Harninkontinenz, deswegen Anlage eines SPK (Suprapubischer Katheter ist ein durch die Bauchdecke, unmittelbar oberhalb der Symphyse, unter Lokalanästhesie in die Harnblase eingeführter Blasendauerkatheter zur permanenten Harndrainage.), der dazu neigt sich zu entzünden. Durch Immobilität und Einnahme von Schmerzmittel liegt oft eine Obstipation vor.

Maßnahmen:

1. Behandlungspflege SPK nach Pflegestandard

Flüssigkeitsbilanzierung durchführen

2. Vollübernahme der Inkontinenzversorgung

Intertrigo- und Dekubitusprophylaxe nach Pflegestandard

3. Obstipationsprophylaxe, ballaststoffreiche Ernährung, ausreichende Flüssigkeitszufuhr, benötigt Laxantiengabe

Ausscheidungsprotokoll führen

7. Sich kleiden

PE achtet auf ein gepflegtes Äußeres, äußert Wünsche bezüglich der Auswahl der Kleidung. Durch ihre Bewegungseinschränkung ist selbstständiges Ankleiden nicht möglich. Die Patientin fühlt sich gepflegt und wohl.

Maßnahmen:

1. Kleidungswünsche erfragen

Vollständige Übernahme von An- und Auskleiden

8. Ruhen und Schlafen

Kennt Tag und Nachtrhythmus, erhöhtes Schlafbedürfnis am Tag, möchte es kühl im Zimmer, hat Einschlafrituale. Leider ermüdet PE rasch und braucht regelmäßige Transferzeiten in ihren Rollstuhl bzw. ins Bett. Bestimmte Rituale bestimmen den Gemütszustand und die innere Unruhe der Dame.

Maßnahmen:

1. Ruhepausen ermöglichen
Auf Einhaltung der Transferzeiten achten.
2. Rituale nach Möglichkeit einhalten

9. Sich beschäftigen

Schaut gerne Fernsehen, hört Radio, aber ist sehr in sich gekehrt und fühlt sich mit Erkrankung alleine gelassen. PE kann ihren Hobbies nicht mehr nachgehen, das sie sehr beschäftigt. Sie nimmt nicht an Beschäftigungen teil, die im Haus angeboten werden.

Maßnahmen:

1. Stimmungslage beobachten. Bei Veränderung Arzt benachrichtigen.
Auf Anerkennung und positive Verstärkung achten.
2. Gespräche ermöglichen. Kontakt zur Selbsthilfegruppe Amsel ermöglichen, Teilnahme an Veranstaltungen fördern
3. Tägliche Einladung und Motivation zur Teilnahme an Beschäftigungen bzw. zu eigenen Aktivitäten

10. Soziale Bereiche des Lebens sichern

Patientin bekommt regelmäßig Besuch von einer Teilnehmerin aus der Selbsthilfegruppe der AMSEL und geht regelmäßig zu Veranstaltungen der Selbsthilfegruppe. Leider bekommt sie unregelmäßig und selten Besuch von

Angehörigen. Darunter leidet sie, möchte aber ihren Söhnen nicht zur Last fallen. PE leidet unter ihrer Immobilität und Antriebslosigkeit.

11. Mit existentiellen Erfahrungen des Lebens umgehen

Die Patientin kann über Gefühle und Ängste sprechen, hat Kontakt zu Teilnehmern der Selbsthilfegruppe, kann derzeitige Situation reflektieren. Doch sie sieht wenig Sinn im Leben und hadert mit ihrem Schicksal.

Maßnahmen:

1. Gespräche anbieten, ggf. Einleiten einer medikamentösen Therapie
2. Bestätigung und Anerkennung geben

Die ersten Punkte zeigen einen „normalen" Tagesablauf in einem Pflegeheim auf, der aber wenig Spielraum zulässt. <u>Was wiederum einem Mangel an Fachkräften und zu wenig Personal für mich darstellt. Was könnte man hier ändern? Hier wiederum sind unsere Gesetzesgeber gefragt!</u>

Außerdem machte es mich traurig, dass die Dame so wenig Besuch bekommt und bei den Angeboten in der Einrichtung fragte ich mich, ob überhaupt das richtige für sie dabei ist. Man sollte das nämlich nicht pauschalisieren, denn als ich ehrenamtlich mich vor Jahren im Alten- und Pflegeheim vorstelle, lehnte ich dankend ab. Die Angebote und Spielevormittage waren grenzwertig und zeigten mir ein Defizit an geschultem Personal auf. Mit diesen Auswahlmöglichkeiten würde ich mich auch zurückziehen. Die alten Menschen sind zwar oft krank und körperlich nicht mehr so fit, doch nicht senil und verblödet. Hart ausgedrückt, aber es ist die nackte Wahrheit mit denen ich damals aus dem Heim nach Hause fuhr. Ich sehe heute noch die Gesichter vor mir, die wenigsten haben mit Begeisterung mitgemacht.

An Depressionen und Antriebslosigkeit, auch Konzentrationsprobleme können auch Medikamente ein Grund sein und zwar daraus resultierende Wechsel- oder Nebenwirkungen. Die Mutter meiner Freundin bekam Arzneimittel verschrieben, die sich gegenseitig verstärkten oder die Wirkung herabgesetzt war. Nur durch einen zähen Kampf mit Ärzten und zwei Klinikaufenthalten hat sie es heute bei ihrer Mutter im Griff.

Wenn ich mir beispielweise die Gabe vom Medikament Gabapentin der Dame vom Bericht anschaue, frage ich mich überrascht, dass so eine geringe Menge überhaupt wirkt. Zum Einstig und gewöhnen des Mittels berechtigt, aber auf Dauer? Nun gut, ich werde hier nicht weiter eingehen, denn ich wollte einen Tagesablauf einer MS-Patientin in einem Pflegeheim beschreiben und nicht meinen Standpunkt erläutern.

Urteilen Sie selbst und machen Sie sich ihre eigenen Gedanken zu diesem Thema. Selbst hierbei ist meine Devise „Nur gemeinsam können wir etwas verändern!"

2.5. Wer hilft den Angehörigen?

24 Stunden am Tag, 365 Tage im Jahr, keine freie Minute bei oft schwerer physischer, aber auch psychischer Arbeit: die Pflege des Partners, eines Kindes, der Eltern geht bei Angehörigen häufig bis an den Rand ihrer Kräfte. Vom Staat fühlen sich die pflegenden Angehörigen im Stich gelassen. Wo bleibt die Unterstützung? Oder setzt der Staat gar auf diese Aufopferungsbereitschaft seiner Bürger?

Es ist eine stille Arbeit. Sie findet meist in den eigenen vier Wänden statt. Gesehen wird sie nicht. Zumindest das Ausmaß nicht. Erst wenn Pflegende Angehörige zusammenbrechen, wird die Belastung sichtbar. Viele Ehepartner nehmen ihr Eheversprechen „In guten wie in schlechten Zeiten" wörtlich. Ein Segen für viele der Pflegefälle, denn in manchen Heimen macht sich der Pflegekräftemangel bemerkbar. Aber es ist auch ein Segen für den Staat. Denn die Vielzahl der Pflegebedürftigen durch professionelle ambulante oder stationäre Pflege zu versorgen – dass würde das System sprengen. Professionelle Pflege ist lediglich als Unterstützung der Pflege durch Angehörige gedacht – das kann man auch im Gesetz so lesen. Die Angehörigen sind somit der größte Pflegedienst der Nation.

Verankert im Gesetz

Dass Angehörige pflegen, ist vom Staat gewollt und ausdrücklich im Sozialgesetzbuch niedergeschrieben. *Sozialgesetzbuch 11, §3: „Die Pflegeversicherung soll [...] vorrangig die häusliche Pflege und die Pflegebereitschaft der Angehörigen und Nachbarn unterstützen [...]"*. Eine finanzielle Entlohnung ist nicht vorgesehen, auch wenn die Politik in den letzten Jahren ein paar Unterstützungsangebote für Pflegende Angehörige geschaffen hat – festgelegt in den so genannten „Pfle-

gestärkungsgesetzen" unter der Federführung des Bundesgesundheitsministeriums.
<!-- -->Sozialgesetzbuch [bundesgesundheitsministerium.de]

„Es ist einfach seit über 100 Jahren in unserem Staat so gelöst, dass die Zivilgesellschaft die Fürsorge füreinander übernimmt – aus moralischen Gründen, aus familien- und generationensolidarischen Gründen. Das hat die Politik so beibehalten. Und jetzt haben wir völlig veränderte Situationen, Rahmenbedingungen, und haben immer noch das gleiche System."

© Brigitte Bührlein, Wir! Stiftung pflegender Angehöriger

Eine einfache Rechnung?

- Wie kommt das? Die Rechnung scheint einfach: Wird Pflege von „Laien" übernommen, muss die Pflegeversicherung Pflegegeld bezahlen – das beträgt derzeit je nach Pflegestufe zwischen 244 und 728 Euro. Dieses geht an den Pflegebedürftigen selbst, der es als „Aufwandsentschädigung" an den pflegenden Laien weitergeben soll. Übernimmt der Profi die häusliche Pflege, wird das als Pflegesachleistung abgerechnet – ein Vielfaches von dem, was ein Laie bekommt. Es beträgt in der Regel zwischen 468 und 1.612 Euro für deutlich weniger Stunden Einsatz. Teilen sich Laie und Profi die Pflege - also beispielsweise ein ambulanter Pflegedienst unterstützt den Angehörigen bei der Körperpflege – dann bleibt am Ende noch viel weniger für den Angehörigen übrig.

- "Die Pflegeversicherung unterstützt, was in den allermeisten Familien ganz normal ist, dass wir für einander einstehen und da macht sie uns den Rücken jetzt stärker, indem sie mehr hilft. Dass die professionelle Pflege durch Dritte, bezahlt in einem Arbeitsverhältnis, was Anderes ist, das kennen wir bei ganz vielen Familienleistungen. Eine Familie, die Kindern bei den Hausaufgaben hilft, erhält nicht gleichsam das, was man einem Lehrer bezahlt – um es etwas zugespitzt in einem Bild zu sagen. Sondern es ist ein Unterschied, ob wir Generationensolidarität oder Solidarität in einer Partnerschaft leben, wie das die allermeisten Menschen ja mit eindrucksvoller Hingabe tun und wir dann helfen, beispielsweise durch Absicherung in der Rente."

© Hermann Gröhe, Bundesgesundheitsminister

- Von der menschlichen Komponente abgesehen – lohnt sich die Pflege durch Angehörige volkswirtschaftlich überhaupt? Dazu gibt es unterschiedliche Meinungen.

- "Das Risiko krank zu werden, ist bei den pflegenden Angehörigen viel höher als bei den nicht Pflegenden. Viele halten dann so lange an dieser Aufgabe fest, bis sie zusammenbrechen…bis Burnout angesagt ist oder bis sie in die Klinik kommen mit Depressionen oder sich schwere orthopädische Probleme eingestellt haben. Hier werden dann Kosten ins Gesundheitssystem verlagert, die man sich im Pflegesystem erspart. Ist das volkswirtschaftlich sinnvoll?"

© Dr. Cornelia Heintze, Politologin

Ein Ehrenamt, das in die Armut führt?

- Was bedeutet das für die Angehörigen? Viele Menschen, die ihre Angehörigen pflegen, können keiner vollständigen Berufstätigkeit nachgehen. Sie arbeiten Teilzeit oder gar nicht mehr. Die finanziellen Einbußen sind enorm. Manche fallen in Hartz IV. Und selbst, wenn seit 2015 Rentenbeiträge für Pflegende Angehörige gezahlt werden, so ist das auch keine echte Absicherung. Denn: nur für diejenigen, die mindestens 14 Wochenstunden pflegen, werden Rentenbeiträge von der Pflegeversicherung abgeführt. Doch auch hier muss man wissen: Wenn ambulante Pflegedienste in Anspruch genommen werden, reduzieren sich die anrechenbaren Pflegestunden der pflegenden Angehörigen und damit auch die Rentenbeiträge. Man könnte die Pflege also durchaus auch als Ehrenamt bezeichnen.

Sinkendes Selbstwertgefühl, viel Bürokratie, keine Lobby

- Auch das Selbstwertgefühl, die sozialen Kontakte und die Psyche leiden häufig. Dazu gesellen sich enorme bürokratische Hürden: Sich seinen Weg durch den „Pflege-Dschungel" zu bahnen, überfordert viele Normalbürger. Der Beratungsbedarf ist enorm – und selbst professionelle Pflegeberater sind mit manchen Fällen überfragt. Doch erfahren die Pflegenden zumindest Anerkennung in der Gesellschaft? Nicht wirklich. Eine große Lobby haben sie nicht. Denn wer setzt sich schon ernsthaft mit einer Situation auseinander, bevor sie für ihn selbst wirklich eintritt?

- **Zahlen und Fakten**

- 29 % der Pflegebedürftigen werden in Heimen versorgt. 71 % der rund 2,6 Millionen pflegebedürftigen Menschen, die Leistungen von den Pflegekassen beziehen, werden zu Hause versorgt. 47 % allein durch Angehörige, 23 % gemeinsam mit ambulanten Pflegediensten.

Keine Angehörigen zur Hand – und nun?

- Doch was, wenn die häusliche Pflege durch Angehörige nicht machbar ist? Kinder leben heute oft nicht mehr in der Nähe ihrer Eltern. Einige Pflegebedürftige haben gar keine Kinder oder Angehörige, die sie versorgen könnten. Und Frauen, die bislang zu Zweidrittel die häusliche Pflege übernehmen, wollen und müssen heute berufstätig sein – das zu vereinbaren ist schwer. Es braucht also noch mehr Pflegepersonal – heute schon Mangelware. So gilt es auch neue Wege zu beschreiten: Vereine, lokale Netzwerke, Pflegegemeinschaften, Ehrenamtlichenverbände, Tagespflegeangebote versuchen die Engpässe zu mindern.

- "Wenn wir sagen würden „Wir schaffen es nicht mehr", „Wir wollen es nicht mehr", „Wir können es so nicht mehr machen", dann würde die gesamte Pflege in Deutschland zusammenbrechen. Und das ist auch nicht in unserem Sinne. Ich erwarte von der Politik, dass sie wirklich an den Gegebenheiten, an den wirklich realen Rahmenbedingungen anfängt zu arbeiten. Und mit uns gemeinsam, mit den Betroffenen, mit den Bürgern gemeinsam anfängt darüber nachzudenken, wie wir gemeinsam diese Pflege in Zukunft gestalten können. Und auch, wie wir in Zukunft finanziell abgesichert sein können."

- © Brigitte Bührlein, Wir! Stiftung pflegender Angehöriger

Hier können Sie Details nachlesen: Quelle: http://www.br.de/br-fernsehen/sendungen/dokthema/pflege-angehoerige-unterstuetzung-134.html
(06.01.2017)

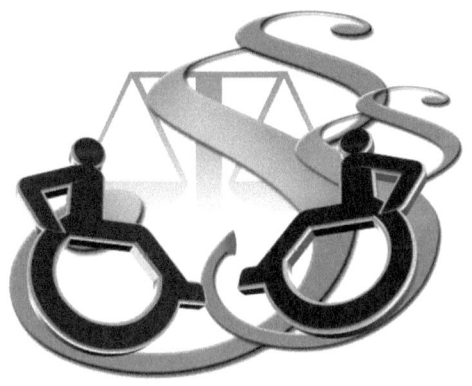

Foto: barrier-418450_640pixabay.com

2.6. Entlassung eines Pflegebedürftigen aus der Klinik

Folgendes zusammengetragen aus Gesprächen und Recherche, die PA und PE gleichermaßen betreffen. Hier sollten der Gesetzgeber, Verbände und die Klinikverwaltungen neue Konzepte erstellen.

Die Angehörigen und das Krankenhauspersonal sollten im Vorfeld folgende Situationen möglichst vermeiden, wenn die Entlassung eines Pflegebedürftigen ansteht:

- Eine kurzfristige oder eine Entlassung am Wochenende: So besteht keine Möglichkeit mehr, rechtzeitig Medikamente und benötigte Hilfsmittel zu besorgen.

- Angehörige und Pflegebedürftige sind nur unzulänglich oder schlecht über die Ressourcen und Defizite des Pflegebedürftigen aufgeklärt worden.

- Das häusliche Umfeld ist nicht ausreichend auf die benötigte Pflege vorbereitet, z. B. Verlegung des Schlafzimmers, Anschaffung eines Pflegebettes, Hilfsmittel zur Erleichterung etc.

- Die Bewältigung von Alltagsproblemen ist unzureichend vorbereitet worden. Neben dem bereits bestehenden Alltag muss die Pflege des Pflegebedürftigen integriert werden, was einer guten Vorplanung und Strukturierung bedarf.

- Die pflegenden Angehörigen sind in der Pflege nicht ausreichend geschult worden, so können schwerwiegende Laienfehler entstehen, die im schlimmsten Fall einen zusätzlichen Krankenhausaufenthalt zur Folge haben.

Informationen über Krankheitsbild sammeln, sich über den Pflegebedarf informieren.

1. Schritt:

Folgende Punkte sollten Pflegende Angehörige und die Pflegebedürftigen beispielsweise mit dem Krankenhausarzt oder Hausarzt klären:

- Wie sehen die krankheitsbedingten Einschränkungen aus? In welchen Umfang betreffen sie das tägliche Leben des Pflegebedürftigen?

- Werden die Einschränkungen nur für eine bestimmte Zeit vorhanden sein oder auf Dauer bleiben?

- Werden weitere therapeutische Maßnahmen erforderlich sein? Welche Therapeuten werden Zuhause benötigt?

- Welche medizinischen und pflegerischen Komplikationen können auftreten und wie können Pflegende Angehörige diesen begegnen?

- Wie und in welcher Form wird eine medizinische Weiterbehandlung in der häuslichen Umgebung benötigt?

2. Schritt:

Es wäre auch wichtig einen Termin mit einer Pflegefachkraft des KH auszumachen, um folgende Fragen zu klären:

- Wie kann ich, als pflegender Angehöriger, auf die krankheitsbezogenen Einschränkungen pflegerisch eingehen?

- Wie reagiert das Pflegepersonal auf Probleme des Pflegebedürftigen, die eine medizinische Ursache haben? Welche Maßnahmen sind einzuleiten, wenn beispielsweise das Sauerstoffgerät defekt ist oder die Wechseldruckmatratze defekt ist?

- Wie ist die medikamentöse Weiterbehandlung durchzuführen und worauf muss ich dabei besonders achten.

Fazit:

An diesen Schilderungen und Fragestellungen <u>erkennt man anschaulich und unmissverständlich</u>, dass Defizite der Betreuung und Versorgung von PA und PE bestehen. Daraus ergibt sich ein <u>deutlicher Handlungsbedarf</u> der Gesetzesgeber, egal ob Politiker, Verbände, Krankenhäuser oder Pflegeverbände.

Pflegende Angehörige müssen in der häuslichen Pflege <u>in jeglicher Form unterstützt werden</u>, um ihren 24-Stunden-Job weiter durchzuführen und durchstehen zu können!

2.7. „Gefangen" – Beschreibung einer Panikattacke

Depressionen seit der Kindheit, heute 62 Jahre:

„Ich möchte gerne einen Text zur Verfügung stellen, der nach einer Panikattacke entstanden ist – vor Jahren schon. Darin habe ich versucht, diese Panik zu beschreiben … um dann feststellen zu müssen – sie ist und bleibt unbeschreiblich."

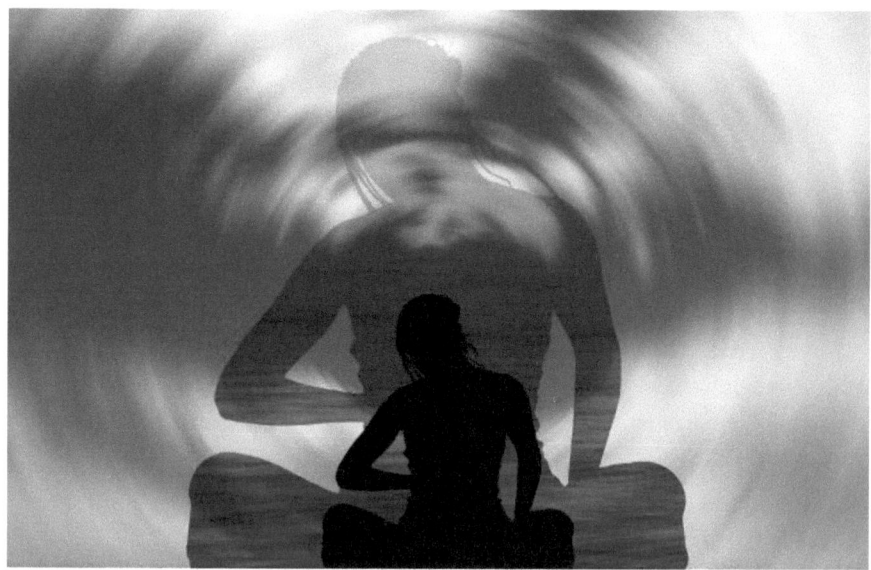

Foto: woman-1927662_960_720 geralt pixabay.com

Gefangen

Es hat mich wieder überfallen. Das Allerschlimmste hält meine Seele und meinen Verstand in seiner Gewalt. Es herrscht nicht nur in mir, sein Schatten wird immer größer und verbreitet sich überall. Ich kann ihm nirgendwo entkommen, weder in einer Menschenmenge noch in der Einsamkeit. Auch im Schlaf verfolgt es mich, drängt in meine Träume ein und durchtränkt sie mit dickflüssigem, qualvollem Seelenschmerz, der bis in den neuen Tag hineinreicht. Und der Albtraum geht weiter. Ein Albtraum, der zu meiner Wirklichkeit geworden ist.

Ich suche irgendetwas in meinem Herzen, dass ich die Kraft hätte, mich wieder zu erwecken, vielleicht eine winzige Freude, eine schöne Erinnerung, einen kleinen Wunsch, finde aber nichts, woran ich mich halten kann. Das Leben ist völlig sinnlos geworden. Ich kann es nicht mehr ertragen, aber es zieht sich unendlich hin. Und diese Gewissheit – ich werde weiter, ich werde ewig so leben müssen, jagt mir eine höllische Panik ein, die sich heiß und schwer in meinem Nacken festkrallt.

Verzweifelt versuche ich, mir einen Trost aufzubauen, rede mir ein, dass ich aus dieser Ewigkeit doch noch herausfinden kann. Es kostet mich ja bloß einen Schritt, einen kleinen, einfachen Schritt! Aber dieser gelingt mir nicht, denn der Tod scheint mir auf einmal genauso entsetzlich wie mein Dasein.

Mit erschütternder Klarheit erkenne ich – es gibt keinen Ausweg. Ich bin gefangen. Gefangen in diesem unendlichen, unerträglichen Augenblick zwischen Leben und Tod, zwischen Vergangenheit und Zukunft. Gefangen in mir selbst.

Ein unbezwingbares Bedürfnis, die Flucht vor mir selbst zu ergreifen, treibt mich von einer Ecke in die andere. Gefangen!

Mit letzten Kräften sammle ich die wenigen, noch erhaltenen, zerstreuten Brocken meiner Vernunft und atme tief eine Erleichterung ein, die sich sofort mit einem Schimmer von Hoffnung verbindet: *Es ist alles nicht so schlimm! Sieh mal, die Sonne scheint! Die Welt ist so schön und du kannst noch so viel Freude haben! Du bist doch nicht allein! Es wird alles wieder gut.*

Eine nächste heiße, panische Welle steigt in mir hoch und schwemmt auch diese kaum entstandene, dünne Hoffnung wieder fort. Ich weiß, es war bloß eine kurze Illusion, eine Lüge. Und ich weiß – die düstere Ewigkeit steht mir bevor.

Wie an einen Strohhalm klammere ich mich an den Telefonhörer. Ich muss mit jemandem reden, eine menschliche, vernünftige, klare Stimme hören. Eine Stimme, die vielleicht imstande ist, meine Panik ein wenig zurückzudrängen …

Ich wähle die Nummer meiner Freundin. Aber auf den Signalton am anderen Ende der Leitung reagiert keiner. Niemand hört mich.

Mein Schicksal grinst mich aus den schwarzen Telefontasten grässlich und höhnisch an. Stumm und wie gelähmt schaue ich ihm entgegen …

3. Mein Fragebogen

In diesem Kapitel fügte ich zuallererst den Fragebogen ein, den ich verschickte. Doch einige Dinge, die ich nicht gefragt hatte, aber an anderer Stelle und Zeit berichtet bekam, habe ich noch beim Auswerten berücksichtigt und sie fließen in die einzelnen Kapitel mit ein.

3.1. Fragebogen für Betroffene und Angehörige

Name: ……………………………………

      (freiwillige Angabe, nur Vorname oder anonym)

Erkrankung: ……………………………….

Betroffener O

und/oder

Angehöriger O

Wie lange sind Sie erkrankt?

………………………………………………………………………

………………………………………………………………………

Wie lange werden Sie gepflegt?

....

....

Wie sieht ihr Alltag aus?

(Betroffener und/oder Angehöriger können gerne den Alltag beschreiben)

....

....

Was belastet Sie am meisten an Ihrer jetzigen Situation?

(Betroffener und/oder Angehöriger)

....

....

Nehmen Sie sich als Angehöriger Auszeiten? Wie sehen diese aus?

....

....

Haben Sie Anregungen zu Verbesserungen an Ämter, Sozialdienste, an Mitmenschen (direktes oder weiteres Umfeld), an unsere Regierung?

....

....

....

Hier können Sie gerne alles schreiben, was Ihnen auf dem Herzen liegt als Angehöriger, sowie als Betroffener!

....

....

....

<u>Alle Angaben sind freiwillig und nur bitte die Fragen beantworten</u>, die Sie auch möchten.

....

....

....

3.2. Zusammenfassung der Fragebögen

Ergebnisse der Fragebogen-Aktion

Ich musste mich schwer zusammennehmen, um nicht boshafte und provokative Bemerkungen zu all den Sätzen/Berichten anzumerken, denn größtenteils war ich entsetzt, traurig und richtig sauer. Manchmal bildete sich ein Kloß in meinem Hals.

Sind wir denn alle keine Menschen, nur, weil wir chronisch krank sind mit sichtbaren und weniger sichtbaren Symptomen?

Sind wir weniger wert?

Warum werden wir von Ämtern, Mitmenschen und Arbeitgebern so behandelt?

Haben wir keine Rechte?

Wer schützt uns?

Wer hilft uneingeschränkt, ohne zu verurteilen?

Warum werden Gesetze nicht so verabschiedet, damit viele PA und PE nicht in die Altersarmut oder in Hartz-IV abrutschen?

Wir wollen nicht angestarrt werden! Wir sind doch keine Außerirdischen!

Wir wollen nicht bemitleidet werden – wir brauchen Hilfe oder fragen euch! Oft sind wird glücklicher als Gesunde.

Warum seht ihr nicht den Menschen hinter der Krankheit?

Hört auf zu tuscheln hinter unserem Rücken, wenn wir aufgrund der Krankheit (MS) torkeln oder stolpern! Fragt mich doch einfach.

Tauscht nur eine Woche mit uns, dann reden wir weiter …

In diesem Kapitel fasse ich alle Punkte zusammen, die pflegende und unterstützende Angehörige, aber auch Betroffene, erlebt haben mit Ämtern und Institutionen (5), wie Kliniken und welche Krankheitsbilder (1) sie haben. Ebenfalls sammelte ich die Aussagen nach Inhalten meiner Fragen, wie ihre Belastungen (3) sich in der jetzigen Situation für sie darstellen, ob sie gepflegt oder unterstützt (2) werden, ob Angehörige sich Auszeiten (4) nehmen können und ihre Verbesserungsvorschläge, um ihre Lebenslage und den Alltag zu entschleunigen. (Detailliert können Sie alle Sachlagen bzw. Gegebenheiten in den jeweiligen Profilen nachlesen.)

1. Folgende neurologische Erkrankungen (bei wenigen noch eine Zusatzerkrankung, die ich trotzdem benenne) wurden genannt:

Multiple Sklerose (MS), Depressionen, Alzheimer, Schlaganfall, Borderline, Persönlichkeitsstörung, Panikattacken, Wahrnehmungs- und Angststörung, Krebs, Wirbelsäulenerkrankung, Rheuma, Hypertonie, Demenz, Gehirnblutung (dadurch Schlaganfall und resultierende Halbseitenlähmung mit Sprachstörungen), Herzinfarkt, psychosomatische Störung, Dysplasien der Patella, Schädel-Hirn-Trauma (Hirnblutung), Fibromyalgie, Bipolar (manisch-depressiv).

2. Da es ein Buch über pflegende Angehörige ist, sprach und schrieb ich vordergründig mit diesem Personenkreis. In den Fragebögen berichten aber viele, dass sie unterstützt und teils oder rund um die Uhr von Angehörigen gepflegt werden.

Möchten Sie wissen, warum „nur" diese Menschen antworteten? → Pflegende Angehörige hatten überhaupt keine Zeit neben ihrem Fulltime-Job, mir meinen Bogen auszufüllen, was auch nicht von Wichtigkeit ist. Sie haben bereits in vielen meiner Kapitel ihre Geschichte lesen dürfen. Das Internet ist voll von Foren über Aussagen, Geschichten und das Leid pflegender

Angehöriger. Das beweist allein schon die Facebook-Gruppe von Kornelia oder die Stiftung Wir!!

3. Die belastende Situation von PA und PE verwunderte mich nicht, nachdem ich selbst an Multiple Sklerose, meine anderen Erkrankungen lasse ich außen vor, erkrankt bin.

Leider gibt es viele Erkrankte, die mittlerweile resigniert aufgeben, was ihr Umfeld, wie Familie, Freunde, Nachbarn, Arbeitgeber, angeht. Sie geben auf, da sie weder ernst genommen werden, noch Kraft zum Kämpfen um Unterstützung haben. Eine MS-Betroffene schreibt, dass sie von ihrer Umwelt nichts mehr erwartet, gar nichts mehr. Denn diese sollten sich mit ihrem eigenen Dasein beschäftigen, anstatt sich Gedanken zu machen, warum sie nicht Vollzeit arbeitet (MS seit 1990, Lehrerin, auf Rolli angewiesen). Eine andere merkt an, dass ihre Mitmenschen nie fragen, trotz sichtbarer Verschlechterung, ob sie etwas helfen könnten.

→ Besonders Multiple Sklerose oder auf den ersten Blick nicht sichtbare Erkrankungen wie Depressionen werden von unserem Umfeld, auch der Gesellschaft, abgetan mit Worten wie „Man sieht dir ja nichts an." Gerade die nicht sichtbaren Symptome machen den Betroffenen oft mehr zu schaffen als sichtbare. Eine Befragte schrieb, an Krebs oder Aids Erkrankten würde man mehr Empathie entgegenbringen, da es sichtbare Zeichen gibt. Auch jemandem, der im Rollstuhl sitzt, wird meistens, leider auch hier nicht immer, mehr Mitgefühl entgegengebracht. Ein Sohn schreibt, dass von seiner im Rollstuhl sitzenden Mutter schon mehr als einmal verlangt wurde, dass sie auf dem Trottoir zur Seite gehen sollte. Auch das Anstarren stört den Sohn dieser Frau ungemein.

→ ‚Kein Respekt' war oft aufgeschrieben worden. In diesem Fall würde ich sagen, es ist Charaktersache und ein Gesellschaftsproblem, das sich negativ immer weiter verbreitet. Bedauernswert und erschreckend, aber eventuell sehe nur ich es so.

Viele haben ein schlechtes Gewissen, dass ihre Familie zu viel aufgebürdet bekommt. Eine MS-Betroffene erlitt bei heißem Wetter und Überforderung einen Nervenzusammenbruch. Ihr Bruder leitete sie fürsorglich nach Hause und deswegen hat sie nun Gewissensbisse, dass er mehr ertragen und sehen musste, was das Leben mit MS aus ihr macht, dadurch überfordert ist und es ihr übel nimmt.

→ Bei psychisch Erkrankten wurde berichtet, dass sie oft als Simulanten abgestempelt werden. „Reiß dich zusammen! Hab dich nicht so!", sind die schlimmsten Seitenhiebe, die man diesen Menschen entgegenbringen kann. Da ich selbst an Depressionen leide, fühle ich mit und kann diejenigen, die darüber geschrieben haben, so gut verstehen. Man fühlt sich aufgrund der Krankheit miserabel, doch solche Äußerungen ziehen einem den Boden unter den Füßen gänzlich weg. Den Ablauf eines Gutachtens und die Beschreibung einer Panikattacke können Sie unter Punkt 2 nachlesen.

→ „Ich fühle mich wiederholt missverstanden. Meine Angehörigen geben sich zwar viel Mühe, aber es bleiben immer unausgesprochene Worte." Das schrieb mir eine gute Freundin, dass sie die Situation sehr belastet, aber ihr Mann es als Kleinigkeit abtut. Sie benötigt viel Hilfe und muss oft bitten, dass er ihr etwas holt oder gibt. Er erledigt diese Dinge später, da er es nicht als notwendig erachtet. Nervös bzw. aufgeregt erklärt sie dann, dass sie es aber gleich braucht. Sie möchte ihrem Mann aber nichts befehlen und er winkt mit der Bemerkung ab: „Was willst du denn, es ist doch alles in Ordnung. Das kann warten und habe dich nicht so. Warum weinst du, du wirst doch nicht hysterisch, oder?" Hier in diesem Fall kommt es zu Missverständnissen und beide sind unzufrieden. Meine Freundin todunglücklich, da sie ständig fragen und warten muss, dass ihr Mann etwas für sie erledigt oder einen Gegenstand holt. Ihr Selbstbewusstsein leidet, da sie abhängig von ihrem Partner ist. Sie fühlt sich so hilflos. Auf der anderen Seite missachtet er ihre Gefühle, sieht gewisse Dinge als unwichtig an und reagiert mit Unmut, da er selbst nicht immer Lust hat, den Hol- und Bringdienst zu spielen. Auch für ihn eine Extremsituation zwischen Mitgefühl und Anforderung. Eine verzwickte Lage und keine Seltenheit.

→ Betroffene entwickeln einfach öfter Gewissensbisse mit den Jahren der Krankheit und des Angewiesenseins. Denn für den Erkrankten ist es schwer, in beinahe jeder Hinsicht von anderen abhängig zu sein und eventuell bevormundet zu werden, schreibt eine ehemalige Schlaganfall-Patientin. Und weiter: Alles, was vorher selbstverständlich war, geht nicht mehr oder nur unter sehr erschwerten Umständen. Das Selbstbewusstsein leidet erheblich darunter. Mit am schlimmsten ist die Ungeduld. Zu akzeptieren, dass die Genesung trotz intensiver Bemühungen, wenn überhaupt, nur sehr zäh voranschreitet, ist beinahe unmöglich.

Indes ist es für den Angehörigen ebenso schwer, die richtige Balance zwischen Mitgefühl und dem Fordern des Kranken zu finden. Sie sind bezüglich der Pflege und Versorgung des Erkrankten oft überfordert. Wenn sie nicht psychisch und körperlich sehr stabil sind, werden sie selbst oft krank.

→ Appell dieser Frau, nach einem Schlaganfall und bleibenden Einschränkungen, an ihre Mitmenschen. Berührungsängste abbauen. Sich klarmachen, dass jeder ganz schnell vom Gesunden zum Behinderten werden kann. Körperlich behinderte Menschen ganz normal behandeln, sie nicht anstarren oder ignorieren und auch nicht beleidigt reagieren, wenn angebotene Hilfe abgelehnt wird. Mitleid ist neben Bevormundung das Letzte, was ein Behinderter möchte und braucht.

→ Sehr viele Erkrankte und Angehörige beschreiben Ähnliches und doch möchte ich gerade dieses wichtige Kapitel nicht kurz abfassen, sondern immer wieder Anmerkungen und Stichpunkte einfließen lassen, auch wenn sie sich gleichen. Denn es zeigt die seelische Not beider Gruppen, der PA und des PE.

Aus diesem Grund folgen hier weitere meiner Ergänzungen, welch wichtige Rolle der Angehörigen spielt bezüglich Verständnis und Geduld gegenüber seinem geliebten zu Pflegenden. Kein leichtes Unterfangen. Aber von absolut existenzieller Wichtigkeit, um dem Kranken den Rücken zu stärken und ihm Mut zum Weiterleben zu geben. Diese Worte wurden ähnlich von einer an Depressionen Erkrankten und ihrem Mann, ebenfalls daran leidend, geäußert. Diesen Sachverhalt würde ich mir auch sehr für mich wünschen, denn die Gefahr der Suizidalität steht bei schwerst depressiven Menschen nicht selten im Raum und hier muss der Angehörige ganze Arbeit leisten: Halt geben, gut zusprechen, dass die Episode vorübergeht, mit ihm nach Lösungswegen suchen und über Hilfsangebote sprechen. Wenn positive Gedanken nicht bestehen, kann eventuell ein Klinikaufenthalt notwendig sein.

4. Eine 24-Stunden-Pflege bedeutet für den pflegenden Angehörigen kaum Auszeiten. Ich schrieb mit Menschen, deren Freizeit und Entspannung nur während des Einkaufens möglich ist. Nicht Shoppen, sondern einkaufen für den täglichen Bedarf oder das Fahren in die Apotheke oder das Sanitätshaus. Monika schrieb mir: „Mein Mann leidet wie ich unter Depressionen und er hat im Moment eine abklingende Episode. Ab und zu muss ich mal was für mich tun. Dann ziehe ich mich in mein Zimmer zurück oder schnappe mir den Hund und bin für eine Weile nicht erreichbar. Das akzeptiert mein Mann auch und es funktioniert. Ich muss ja nur bereit sein, zuzuhören und seine „Macken" zu verstehen."

→ Sehr viele Angehörige finden nur in der Nacht Zeit für sich. Eine Freundin treffe ich oft aktiv auf Facebook, wenn ihr Mann schläft. Das bestätigt mir auch Rainer: „In den Nächten finde ich Stunden für mich."

Eine andere liebgewonnene Freundin schreibt: „Ich habe wenige Auszeiten, wenn dann gehe ich eben einkaufen. Selten fotografieren, ich schreibe und zeichne, wenn ich etwas Luft habe, dafür bin ich dann aber zu Hause und in Rufbereitschaft."

Ein Sohn einer an MS erkrankten Mutter erholt sich nur am Wochenende. Abends zur Ablenkung schaut er Filme, macht Sport oder setzt sich an die Spielekonsole. Auch sich mit Leuten zu unterhalten hilft ihm. Da redet er über Probleme, damit er dem Alltag manchmal ein bisschen entkommen kann.

→ Weitere Beispiele an Auszeiten waren Spazierengehen, Gartenarbeit oder Musik hören. Bücher lesen, Bloggen und Entspannung am PC suchen sich viele, denn dies können sie zu Hause machen und müssen für keine Betreuung sorgen.

→ Sport, Arztbesuche oder Anwendungen für sich selbst, wie z. B. Physiotherapie, führen die wenigsten durch. Entweder sie haben keine Kraft, Zeit oder jemanden, der in der Zwischenzeit bei dem zu Pflegenden ist.

Es gibt zum Glück noch Betroffene, die ihren Angehörigen, wie Partnern oder Kindern, Auszeiten geben können und auch bewusst verzichten mitzukommen. Sie erkennen, dass es wichtig ist, dass die Familie auch unabhängig von ihnen etwas unternimmt. Ich finde es eine schöne, liebevolle Geste. Leider sind viele dazu jedoch nicht mehr in der Lage.

→ In der Gruppe von Kornelia betitelten die Verfasser mancher Posts oder Kommentare die Pflegezustände als miserabel. Kein Wunder, wenn ich mir die Beiträge oder auch die Antworten meines Fragebogens so durchlese.

5. Bei den Antworten über die Erfahrungen bei Ämtern und Institutionen sträubten sich mir nicht selten die Nackenhaare.

→ Beim Thema Arbeitsamt kann ich ein Wörtchen mitreden. Im Jahr 2004 nahm ich am ersten März nach meiner Diagnose MS im Februar eine MTA-Stelle in einem Krankenhaus an. Meinen ersten Schub, der auf den Stress mit zwei kleinen Kindern, Haushalt und Nachtdiensten folgte, konnte ich mit oralem Kortison in den Griff bekommen und keiner merkte etwas. Leider erlitt ich bereits den nächsten im vierten Monat meiner Probezeit und dieser zog mir buchstäblich die Füße unter dem Boden weg. Ich musste Farbe bekennen und eine Woche später war ich entlassen. Das Arbeitsamt meinte lapidar: „Sie werden etwas anderes finden." Trotz meines Anflehens, mir zu helfen, da bald im selbigen Krankenhaus eine Halbtagsstelle ohne Wochenend- und Nachtdienste frei werden würde und ich in der Abteilung eingearbeitet war, wurde ich nicht unterstützt. Die Dame wollte sich einfach nicht, warum, ist mir heute noch ein Rätsel, für eine arbeitswillige, nun arbeitslose alleinerziehende Mutter mit zwei Kindern einsetzen beziehungsweise ihr helfen.

So erging es den meisten meiner Befragten. → Kein Fingerspitzengefühl und Kompetenz für gehandicapte, arbeitswillige Personen, untereinander weiß die eine Sachbearbeiterin nicht, was die andere tut, inkompetente Amtsärzte, die nicht den zu begutachtenden Menschen untersuchen und kein Verständnis für seine Situation haben. Eine Frau schreibt mir, dass sie auf Anraten des Arbeitsamtes eine Umschulung machte. Danach ging es ihr aufgrund der MS schlecht, trotzdem bewarb sie sich bei fast 100 Stellenausschreibungen. Ergebnislos. Daraufhin meinte die ARGE, dass sie doch einen Rentenantrag stellen soll, der problemlos durchging. Da frage ich mich echt, wie viel Gelder in unserem Staat verschleudert werden. Hätte man in diesem Fall die Mutter einer Tochter nicht gleich in Rente schicken können, anstatt eine unnötige Umschulung anzuordnen?

→ Auf dem Arbeitsmarkt sieht es nicht anders aus. Es kommt zu Diskriminierungen, denn es ist von „vornherein klar" für die Arbeitgeber, dass man weniger arbeitet und krankheitsbedingt viele Fehlzeiten hat. Stimmt das wirklich? Nein, nicht grundsätzlich, denn ich kenne einen Großteil an MS-Betroffenen, die sogar ganztags arbeiten, sehr wenige Fehlzeiten aufweisen und genauso ihre Arbeit verrichten wie jeder Gesunde. Wo bleiben hierzulande die Empathie, die Akzeptanz und das Verständnis für behinderte Menschen in unserer Gesellschaft und Staat? Die Realität zeigt deutlich ein anderes Bild!

Es gibt einige Erkrankte, die gerne aus ihrem jetzigen Job aussteigen möchten oder auf der Suche nach einem neuen, geigneteren Arbeitsplatz sind, bedingt durch eigene Kündigung oder Entlassung. Der Arbeitsmarkt bietet für sie aber keine Möglichkeit, ebenso sind Arbeitsämter wenig hilfreich, denn unfreundliche und inkompetente Sachbearbeiter vereinfachen nicht die Lage, sondern verschärfen die Situation. Eine junge Frau schreibt mir und fragt, ob sie einen Schwerbehindertenausweis beantragen soll. Eine schwierige Frage, denn einige Arbeitgeber stellen auch behinderte Menschen ein, andere lehnen diese kategorisch ab und das Arbeitsamt kann ebenso nicht weiterhelfen. Was rät man solch einer jungen Frau mit 38 Jahren?

→ Deutliche Worte sprach eine pflegende Angehörige zum Thema Rente und Arbeitsmarkt und ihre Situation als PA: „Ich würde die pflegenden Angehörigen in einen anderen Topf als Hartz-IV-Empfänger stecken. Umschichten sozusagen. Damit PA, die sich entschieden haben, zu Hause zu pflegen eine Art Grundgehalt erhalten, inkl. Rentenbeiträgen, die NICHT gekürzt werden, wenn sie sich stundenweise Hilfe dazuholen. Somit wäre der Druck, zu einem Amt zu müssen, tlw. Repressalien ausgesetzt zu sein in Bezug auf Jobsuche, obwohl man pflegt und tlw. keine Zeit und Kraft mehr hat, weg. Die Angst vor Altersarmut wäre ebenfalls vom Tisch. Der Satz müsste die normalen Lebenshaltungskosten abdecken. Viel erwarten wir ja nicht, aber es kann nicht angehen, dass viele von uns in Armut geraten, weil sie pflegen.

Bürokratische Hürden müssten abgebaut werden und es sollte möglich sein, dass PA, die nachweislich pflegen, auch Physiotherapie oder Massage bekommen, ohne Kniefälle vor Ärzten machen zu müssen. Pflegearbeit ist oft eine schwere Arbeit."

Weiter möchte ich aufführen, wie es mit anderen Institutionen, wie Ämtern, Rentenstellen und Krankenkassen aussieht. Bedauerlicherweise sehr oft nicht anders. Beratungsstellen und Anlaufstellen in ländlichen Gebieten gleich null. Hier muss der Erkrankte lange Anfahrtszeiten in Kauf nehmen und die öffentlichen Verkehrsmittel sind in vielen Fällen keine Option, zu sporadische Fahrzeiten oder nicht behindertengerecht. Manch einer bleibt hier auf der Strecke und steht hilflos vor seinen Problemen.

→ Berichtet wurde mir in einigen Fällen, dass Gutachter der Krankenkassen und Rentenversicherung den Betroffenen als Simulanten darstellten. Es gibt sicher Beispiele, die berechtigt sind, aber der Großteil ist wirklich krank. Sollten nicht gerade Gutachter, die oft Ärzte und Psychologen sind, mehr Empathie zeigen?

→ Sparmaßnahmen erreichen unsere Krankenkassen beziehungsweise das Gesundheitssystem bereits vor Jahren. Diskussionen, wer Behandlungen und Therapien am nötigsten braucht, sind irrelevant. **Ebenso die Bemerkungen, witzigerweise von Gesunden, in Deutschland geht es uns gegenüber anderen Ländern noch super, lasse ich gar nicht an mich ran. → Sehr gerne können diese Idioten mit mir tauschen.** Bilden sich diese Personen wirklich ein, dass ich gerne viermal die Woche zu Therapien fahre, starke Medikamente mit immensen Nebenwirkungen schlucke, mich mit Rollator durch die Gegend bewege, nicht mehr arbeiten kann, bei meiner Hausarbeit von fremden Menschen Unterstützung brauche, nicht mehr tanzen und wandern kann, ständig erschöpft und müde bin, nachts vor Schmerzen kaum schlafen kann …?? Freiwillige vor!!! Nein? Dann haltet bitte eure Klappe.

Was auch zu Unmut bei chronisch Erkrankten führt, ist die Tatsache, dass die eine Krankenkasse etwas bezahlt, die andere nicht. Da werden Beispiele genannt wie Yoga, Feldenkrais, zu hohe Zuzahlungen bei Medikamenten bzw. Therapien und die Legalisierung von Cannabis. Man sollte sich aus vielen wichtigen Gründen anscheinend bei der Wahl der Krankenkasse fragen, was ist, wenn man chronisch krank wird oder in ein Heim muss!

→ Antragstellungen von Leistungen sind ein komplexes Thema, das uns alle mehr oder minder getroffen hat. Ein Beispiel einer Erfahrung, die ich vor knapp zwei Wochen mit meiner Krankenkasse gemacht habe: Ich bitte per Telefonat um Zusendung eines Antrags auf Pflegegrade. Als ich wenige Tage später den Brief öffne, entnehme ich mehrere Formulare (mehr als im Vorjahr 2016 beim Antrag auf Pflegestufe). Ich telefoniere mit der Sachbearbeiterin und erfahre, dass seit 1.1.2017 gesetzlich vorgeschrieben ist, dass eine Pflegeberaterin sich mit mir in Verbindung setzen wird, nachdem ich die ausgefüllten Papiere zurückgeschickt habe. Gesagt, getan. Kaum fünf Tage später erhalte ich erneut einen Brief. Von einer Pflegeberatung ist keine Rede mehr, sondern mein Antrag wurde an den medizinischen Dienst weitergegeben, ohne dass die versprochene Beraterin mit mir reden wird. Ich fühle mich an der Nase herumgeführt … das kann ja noch heiter werden, denke ich.

→ Das Wort Rehabilitation ist für mich ein Dorn im Auge. Nicht nur für mich, nachdem ich mit Betroffenen gesprochen habe oder im Fragebogen nachlesen konnte. Chronisch Kranken, die wie in meinem Fall mit der Diagnose Multiple Sklerose leben, <u>wird keine medizinische Rehabilitation mehr gezahlt</u>. *Der Grund*: Da es eine unheilbare Erkrankung ist, ohne Erfolg auf Besserung beziehungsweise es weiter zu Verschlechterungen kommen wird, werden die Maßnahmen abgelehnt. Marianne, die als Lehrerin und Beamtin privat versichert ist, bestätigt mir das auch. Bei ihrer Ersterkrankung MS lautet die Begründung: ‚wird sich nicht verbessern' und ihre Zweiterkrankung, Lymphödeme, wurde ganz aus der Beihilfe gestrichen. In ihrem Fall kann ich das überhaupt nicht nachvollziehen, da sie voll berufstätig ist. *Ich schüttle ein weiteres Mal bei folgenden Schilderungen den Kopf.* Ihre Schule wird saniert, aber kein Aufzug eingebaut. Der Gemeinderat der Stadt Heilbronn müsste es genehmigen, ist aber nicht der Arbeitgeber, sondern das Schulamt. Das ist wiederum nicht zuständig für den Umbau der Schule. Da es sich lediglich um eine Sanierung handelt, gibt es keine rechtliche Handhabe für einen Aufzug. – **Leben wir wirklich in Deutschland, in diesem ach so hoch gelobten Schlaraffenland, in das alle wollen???**

Und auf der anderen Seite werden beim Finanzamt unter dem Punkt ‚Außergewöhnliche Belastungen' Umbauten, sonstige Maßnahmen und lebenserleichternde Hilfsmittel nicht mit aufgenommen, schreibt mir Marleen.

→ Bürokratie an allen Ecken – Gesetze, die man als Normalsterblicher nicht versteht – unüberwindbare Hürden – entschieden zu viele Grenzen und Barrieren – wir stehen uns doch mit der deutschen Norm und Genauigkeit selbst im Weg! Marianne erzählte mir von einer Behindertentoilette im Ausland, die zwar nicht der deutschen Norm bezüglich Breite entsprach, aber es gab zumindest eine und sie konnte problemlos mit ihrem Rolli hineinfahren. In Deutschland undenkbar. Ein großes Thema: Barrierefreiheit. An anderer Stelle hatte ich bereits Beispiele genannt. Es bleibt unkommentiert von mir, sonst platzt mir der Kragen.

→ Ausführliche Geschichten über Erfahrungen mit Alten- beziehungsweise Pflegeheimen konnten Sie in den einzelnen Kapiteln lesen. Aber ein paar

Sätze möchte ich noch zur Verdeutlichung und Anregung anbringen. Eine Tochter, deren Vater wegen Demenz in einem Pflegeheim lebt, berichtet im Fragebogen, dass durch Sparmaßnahmen und weniger Personal ihr Vater durch Medikamente ruhiggestellt wurde. Nach Hinzuziehen eines externen Arztes bekam er weniger und andere Medikamente, kann nun wieder mehr seinen eigenen Ressourcen entsprechend machen. Die Tochter und Mutter schauen ständig den Behörden und dem Heim auf die Finger. Kein Einzelfall, würde ich behaupten, denn das zeigen unzählige Berichte im Internet und Fernsehen.

Ein weiteres Beispiel, das sich in einer Klinik abgespielt hat. Einsatz von Tranquilizern (Schlaf-/Beruhigungsmittel) und Antidepressiva vor der Klärung der Situation und Auslösern. Hier stellt sich die Frage, ob es dem Patientenwohl oder doch eher der Abrechnung dient, wird eine Heilung oder doch nur eine Symptomlinderung angestrebt? Den genauen, höchst interessanten Bericht können Sie im Fragebogen von Tom nachlesen.

→ Eine Angehörige berichtet aus eigenen Erfahrungen, dass der Betreuungsschlüssel in Behindertenheimen dringend erhöht werden sollte. Es wird ein Beispiel geschildert, dass sich so immer wieder einmal abspielt (betroffene Person kenne ich und bürge für die Richtigkeit). In einem Haus mit 20 unterschiedlich behinderten (körperlich und/oder geistig) Jugendlichen ist nur ein Betreuer vorhanden und die Betroffenen können nur deshalb keinen Arzttermin wahrnehmen, weil sie niemand begleiten kann.

An dieser Stelle beende ich meine Ausführungen, denn Sie können die Aussagen detailliert in den Fragebögen nachlesen und Sie haben bereits einige Geschichten gelesen. Mir war es einfach wichtig, Ihnen eine Zusammenfassung wichtiger Themen zu bieten.

Anmerkung: Es ist mir sehr wichtig zu erwähnen, dass Kornelia Schmid mir in Kapitel 1.2. über die Pflege ihres an Multiple Sklerose erkrankten Mannes berichtet. Sie pflegt seit vielen Jahren

rund um die Uhr. Sie hatte ich den Fragebogen nicht ausfüllen lassen, da sie in ihrer Facebook-Gruppe für die Rechte Pflegender Angehöriger kämpft, aufklärt, informiert, sich austauscht, tröstende Worte für jeden findet, sich Zeit für PA´s und PE´s nimmt und vieles mehr. Mir ist oft ein Rätsel, wo sie die Zeit und Kraft hernimmt. Aber es war eine Bereicherung in meinem Leben, dass ich mit ihrer Hilfe über den Tellerrand blicken durfte.

Was ich oft zu sehen bekam beziehungsweise zu lesen, hat mir nicht immer geschmeckt. Viele schlaflose Nächte verbrachte ich nicht wie früher mit Manuskript schreiben, sondern mit Überlegungen, so wie Kornelia und etliche Menschen, um die Situation von pflegenden Angehörigen zu verbessern. Außerdem verfolgten mich manche Geschichten, zahlreiche Berichte und Gesetze bis in den Schlaf. Je länger meine Recherche dauerte, umso mehr wuchs mein Unmut gegen „kluge, besserwisserische" Menschen, die Politiker und zu verbessernde Gesetze. Schweigt jeder, arbeitet zerknirscht und entmutigt vor sich hin, kann nichts passieren. Ändern wird sich nichts!

Mein Buch ist weder ein Affront an die jetzige Regierung noch Verurteilung sämtlicher Gesetze und Verbände. ABER eine Aufforderung, sich gemeinsam an den Tisch zu setzen.

Die Petition von Kornelia Schmid unterstütze ich gerne. Es ist ein weiterer Meilenstein, um etwas zu verändern und anzuregen!

Caroline Régnard-Mayer

3.3. Fragebögen, die ausgefüllt wurden und die ich veröffentlichen darf.

Leider kann ich nicht alle hier einfügen, die mir geschrieben haben. Ich traf eine Auswahl an Pflegefällen und Krankheitsbilder, in denen unterstützt **und** gepflegt wird.

Name: Mutter der Autorin

Erkrankung: Multiple Sklerose (chronisch progredient)

-Angehörige-

Wie lange sind Sie erkrankt?

Tochter seit Februar 2004

Wie sieht ihr Alltag aus?

Mutter: Ich fühle mich permanent überfordert da ich selbst nicht gesund bin, wenn meine Tochter einen Schub hat und in der Klinik liegt, dann muss ich mich um meine Enkelkinder kümmern, bis vor 2 Jahren um beide Enkelkinder Sarah und Joel. Seit 12 Jahren mache ich das mit meinem Mann. Wir machen es gerne, aber sind jetzt einfach zu alt und die Sorgen drücken uns nieder. Der Vater der Kinder lebt auch seit vielen Jahren nicht mehr.

Als die Kinder klein waren, machte ich ihnen Frühstück, sorgte, dass sie in die Schule gingen, danach Mittagessen und Haushalt, nach Hausaufgaben geschaut, irgendwo zu Terminen gefahren etc. Als sie älter wurden, schliefen sie dann nicht mehr bei uns (aber ca. 9 Jahre,) doch musste ich schauen, dass der Haushalt gemacht ist, dass sie frühstücken und so vieles mehr. Zum Mittagessen kamen sie zu uns. Wenn meine Tochter nicht in der Klinik war, aber keine Familienhelferin hatte oder die Zeit danach, unterstütze wir sie mit einkaufen und bügeln.

<u>Für uns ist es auch eine große seelische Belastung, wie geht es mit Caroline weiter, wie machen uns große Sorgen.</u>

Was belastet Sie am meisten an Ihrer jetzigen Situation? (Angehörige)

Belastend, weil wir nicht wissen, wie es weiter geht … unsere Tochter braucht eine kleinere Wohnung und das stellt sich sehr schwierig heraus (bezahlter Wohnraum) , beim betreuten Wohnen lange Wartelisten bis zu 8 Jahre; ob sie es noch schafft, mein Enkel Joel bis zu seinem Studium zu versorgen … immer dasselbe Thema zwischen mir und meinem Mann, ohne Perspektive.

Haben Sie Anregungen zu Verbesserungen an Ämter, Sozialdienste, an Mitmenschen (direktes oder weiteres Umfeld), an unsere Regierung?

Ämter: Belange der Betroffenen beispielsweise Wohnungssuche, Haushaltshilfe, betreuen und Aufklärung im Krankheitsfall

Mitmenschen: mehr Verständnis, nur blöde Bemerkungen, keine Hilfe von Freunden und Nachbarn

Sozialdienste: lange Wartezeiten, die im Akutfall nicht greifen

Hier können Sie gerne alles schreiben, was Ihnen auf dem Herzen liegt als Angehöriger, sowie als Betroffener? Schütten Sie gerne Ihre Seele aus.

Soforthilfe, Anlaufstellen, die sofort greifen

Über den Tellerrand schauen, wie es in den Menschen aussieht

Schneller und reibungslos, auch von den Krankenkassen, die Haushaltshilfen bereitstellen könnten

Finanzielle Hilfe

Selbst nicht fit und krank und ratlos, weil niemand einem hilft und von Amt zu Amt geschickt wird.

Sofortmaßnahmen für Pflegende Angehörige

Name: Monika

Erkrankung: chronisch rezidivierende Depressionen. Im Moment ohne Episode: D

Mein Mann hat gerade eine mittelschwere Episode

-Betroffene und Angehörige-

Wie lange sind Sie erkrankt?

Seit 2003

Wie lange werden Sie gepflegt?

Kann ich allein.

Wie sieht ihr Alltag aus? Betroffene und/oder Angehörige können gerne den Alltag beschreiben.

Betroffene: Im Moment ist er unproblematisch. Ich kann mich nur nicht allzu lange konzentrieren. Außerdem bin ich gar nicht stressresistent und darf mir deshalb nicht zu viele Termine aufladen und muss auf Ruhephasen achten, sonst geht's bald abwärts.

Angehöriger/Betroffener/: Mein Mann hat ein schlechtes Selbstbild, ich muss ihm seine positiven Seiten immer wieder aufzeigen, er glaubt nicht an sie. Er ist sehr tapfer und strukturiert seinen Alltag. Allerdings geht er nicht zum Arzt oder zur Therapie. Er ist selbst Psychiater und glaubt, die würden ihn nicht ernst nehmen. Puh. Ich kann ihn nicht therapieren. Nun dauert es eben, bis er sich am eigenen Schopf aus dem Sumpf zieht. Doch das ist seine Entscheidung. Ich kann nur im Rahmen meiner eigenen Möglichkeiten versuchen zu helfen.

Was belastet Sie am meisten an Ihrer jetzigen Situation?

Die mangelnde Leistungsfähigkeit. Ich habe noch so viel vor! Bzgl. meinem Mann, dass er sich von außen nicht helfen lassen will.

Nehmen Sie sich als Angehöriger Auszeiten? Wie sehen diese aus?

Betroffene/Angehörige: Ja, mein Mann hat dasselbe und hat im Moment eine abklingende Episode. Ab und zu muss ich mal was für mich tun. Dann ziehe ich mich in mein Zimmer zurück oder schnappe mir den Hund und bin für eine Weile nicht erreichbar. Das akzeptiert er auch und es funktioniert. Ich muss ja nur bereit sein, zuzuhören und seine „Macken" zu verstehen. Richtige Pflege braucht er nicht.

Haben Sie Anregungen zu Verbesserungen an Ämter, Sozialdienste, an Mitmenschen (direktes oder weiteres Umfeld), an unsere Regierung?

Mitmenschen: Auch, wenn jemand nicht mit dem Kopf unterm Arm herumrennt, kann er sehr krank sein und braucht Rücksicht. Den Spruch „Da muss man sich eben mal zusammenreißen", kann ich nicht mehr hören, denn das ist ja genau die Krankheit, man kann nicht normal agieren. Ein Armbruch ist halb so schlimm, bewirkt aber viel mehr Anteilnahme.

Hier können Sie gerne alles schreiben, was Ihnen auf dem Herzen liegt als Angehöriger, sowie als Betroffener? Schütten Sie gerne Ihre Seele aus.

Inzwischen kenne ich beide Seiten, als Betroffene und als Angehörige. Ich weiß, welche wichtige Rolle das Verständnis und die Geduld der Angehörigen spielen. Sie sind lebenswichtig, denn sie geben dem Kranken den Rückhalt und den Mut zum Weiterleben. Schwere Depressionen sind lebensgefährlich, denn der Betroffene wünscht sich nur eines: Es möge aufhören! Da kommt man zwangsläufig auf die Idee, sich umzubringen. Einen Halt findet man, wenn die Angehörigen dabeibleiben, zuhören und den Kranken darin bestärken, dass die Episode vorübergeht, und dass er sich Hilfe sucht. Meine Genesung ist durch einen Klinikaufenthalt gelungen. Von mir aus hätte ich die Idee überhaupt nicht gehabt, man kann einfach keine positiven Gedanken haben.

Name: Nicole Franziska Horn

Erkrankung: Depressionen, Borderline, Persönlichkeitsstörung

-Betroffene-

Wie lange sind Sie erkrankt?

Mittlerweile bin ich seit dem Jahr 2002 erkrankt, also 14 Jahre.

Wie lange werden Sie gepflegt?

Ich werde nicht gepflegt.

Wie sieht ihr Alltag aus? Betroffene und/oder Angehörige können gerne den Alltag beschreiben.

Da ich Teilzeit in Arbeit gehe und das Hobby meiner Kinder viel Zeit in Anspruch nimmt, bin ich immer sehr viel unterwegs. Doch mein Alltag ist immer wieder geprägt von schweren Phasen, da fällt es mir sehr schwer etwas anzufangen. Dann bleibt auch mal der Haushalt liegen. Aber im Großen und Ganzen lenke ich mich sehr viel ab, was gut für die Erkrankung ist, so kann ich dem grübeln entkommen. Aber dennoch fällt es mir schwer mich aufzuraffen, weil einfach der Antrieb sehr gestört ist.

Was belastet Sie am meisten an Ihrer jetzigen Situation?

Als Betroffener belastet mich am meisten, dass ich nicht mehr so belastbar bin wie früher. Da ich jahrzehntelang meine Vergangenheit (Missbrauch, Misshandlung und Vernachlässigung) verdrängt habe und es im Jahre 2006 mich wie ein Schlag getroffen hat, bin ich gefühlsmäßig sehr stark eingeschränkt. Es macht mich wütend das im Endeffekt andere Menschen dafür verantwortlich sind. Klar darf man niemandem die Schuld geben, aber wer Kinder missbraucht und demütigt der ist einfach schuld an deren Situation. Immer wieder habe ich depressive Phasen die einhergehen mit starken Stimmungsschwankungen und auch selbstverletzenden Verhalten, weil ich mit den aufwühlenden Gedanken und Gefühlen nur schwer umgehen kann. Dann leide ich unter Schuldgefühlen, vermindertes Selbstvertrauen und starker Hoffnungslosigkeit. Das macht mir immer wieder große Angst, weil ich es einfach nicht verhindern kann und solche Phasen sind für mich das schrecklichste was es gibt. Meine Seele leidet und ich bin nicht in der Lage für mich zu sorgen. Im Gegenteil, dann kommt es vor das ich mich noch bestrafe durch Selbstverletzung und selbstverletzenden Gedanken. In diesen Phasen kann ich gut meine Maske nach außen tragen aber zerbreche innerlich fast und breche irgendwann unter der Last zusammen indem ich Weinausbrüche bekomme, weil ich nicht mehr stark sein kann. Das würde ich gerne ändern können. Es fällt mir schwer zu sprechen vor allem in meinem Umfeld und in der Familie. Seit 10 Jahren mache ich intensive Therapie und bin dabei auch sehr erfolgreich. Ich schaffe es manchmal und immer öfters mich selbst aus solchen Phasen zu ziehen mit Skills zu arbeiten und für mich zu sorgen. Aber halt nicht immer. Meine Vergangenheit hat mich sehr geprägt und ich bin Gefangene meiner Vergangenheit. Habe mich abgefunden und es akzeptiert, dass ich wohl mein Leben lang psychisch krank sein werde und mit Depressionen und depressiven Phasen leben werde. Aber ich kann es schaffen es einzusäumen, daran glaube ich einfach.

Haben Sie Anregungen zu Verbesserungen an Ämter, Sozialdienste, an Mitmenschen (direktes oder weiteres Umfeld), an unsere Regierung?

Ich wünsche mir das Psychische Erkrankungen endlich besser anerkannt werden und aus der Tabuzone herausgeholt werden. Manchen Menschen in meinem Umfeld möchte ich sagen: Bevor ihr urteilt, geht meinen Weg. Es gibt einige, die mich nicht verstehen die hinterrücks über mich hetzten, wie ich mich anstelle usw. Das tut mir sehr weh und ich hoffe das dieses Denken irgendwann Tabu ist.

Hier können Sie gerne alles schreiben, was Ihnen auf dem Herzen liegt als Angehöriger, sowie als Betroffener? Schütten Sie gerne Ihre Seele aus.

Ich bin Betroffener einer psychischen Erkrankung, aber ich bin kein Monster. Meine Geschichte hat das aus mir gemacht, was ich bin. Ich selbst sage von mir, ich bin ein liebevoller emphatischer und authentischer Mensch mit vielen Vorzügen. Aber es gibt auch die Menschen die das leider nicht so sehen. Die haben nix besseres zu tun, als zu hetzen, sich lustig zu machen und mich abzustempeln als gestörte Persönlichkeit. Ich habe meine Erfahrungen machen müssen, und habe gehandelt, Freunde haben sich verabschiedet, was auch gut war und ich habe neue Freunde genau durch die Erkrankung gewonnen. Es hat Vor- und Nachteile. Aber im Endeffekt wünsche ich mir nicht mehr als endlich ein glückliches Leben zu führen ohne Depressionen und diese unaufhaltbaren Stimmungsschwankungen.

Ich habe Gott sei Dank das Glück eine Familie und Freunde zu haben, die zu mir stehen, so bin ich nicht alleine und habe Hände, die mich führen, wenn ich mal keine Kraft mehr habe.

Name: Heike Salden

Erkrankung: Depressionen, Panikattacken, Wahrnehmungs- und Angststörungen, Krebs

-Betroffene-

Wie lange sind Sie erkrankt?

Seit meiner Kindheit.

Wie sieht Ihr Alltag aus?

Ich sehe zu, dass ich den Alltag meistere. Ruhe mich viel aus, denke darüber nach, was am Nötigsten getan werden muss und dann raffe ich mich auf und versuche, wenigstens etwas davon zu schaffen, damit wir nicht „verlottern". Meine Gedanken lassen mich nicht zur Ruhe kommen. Oft bin ich kurz vorm Verzweifeln. Meine Tochter hat Borderline, auch das bringt sehr viel Unruhe in mein Leben.

Was belastet Sie am meisten an Ihrer jetzigen Situation?

Dass ich eine Zumutung für meine Familie bin. Zum Glück habe ich verständnisvolle Kinder und auch mein Mann ist für mich da. Ich kann mich auf ihn verlassen. Er würde gern am gesellschaftlichen Leben teilnehmen und öfter in Urlaub fahren. Schon allein die Vorstellung, dass ich das Haus verlassen muss, beschert mir Panikattacken. Mein Mann muss für mich Termine bei Ärzten/Ämtern machen und mich begleiten. Das alles macht er ohne zu murren, obwohl er als freier Journalist sehr viel Arbeit hat.

Haben Sie Anregungen zu Verbesserungen an Ämter, Sozialdienste, an Mitmenschen (direktes oder weiteres Umfeld), an unsere Regierung?

Mehr Verständnis für psychisch kranke Menschen. Wer es selbst nicht erlebt hat, belächelt oder verurteilt uns unter dem Motto: „Reiß dich zusammen! Hab dich nicht so!!!"

Wir werden als Simulanten abgestempelt. Schlimm sind die Gutachter der Krankenkassen und der Rentenversicherung.

Die sollen in 20-Minutengesprächen einschätzen, wozu Psychologen Jahre brauchen. Ich habe schon drei solcher sinnlosen Termine hinter mir. Das war sehr schlimm und hat mich jedes Mal noch tiefer runtergezogen. Ich fühlte mich noch nutzloser als ich schon bin. Sie haben kein Hehl daraus gemacht, dass sie mich mit ihren Fragestellungen als Simulant entlarven wollen. Das Ergebnis kam umgehend mit dem Bescheid der Rentenstelle, dass ich 6 Stunden täglich auf dem freien Arbeitsmarkt tätig sein kann. Wie kamen die darauf, fragte ich mich, da ich ja nur in Begleitung meines Mannes das Haus verlassen kann. Was ich auch immer wieder betont habe. Für welchen Job sollte ich mich bewerben? Welcher Chef stellt psychisch kranke Menschen ein, die sich nicht vor die eigene Tür trauen?

Ich habe einen Gutachter-Termin dokumentiert, siehe unter Kapitel 2!

Name: Josefine

Erkrankung: Wirbelsäulenerkrankung, Depressionen, Rheuma, Hypertonie, chron. Hauterkrankung

-Betroffene-

Wie lange sind Sie erkrankt?

Depressionen seit ca. 30 Jahren. Hauterkrankung seit 16 Jahren. Wirbelsäulenerkrankung seit 40 Jahren

Wie lange werden Sie gepflegt?

Nein

Wie sieht ihr Alltag aus?

Ich gehe noch Vollzeit arbeiten, nur möglich mit Medikamenten, Therapien usw. Habe über 10 Jahren ein Korsett getragen. Aus finanziellen Gründen kann ich mir einen längeren Ausfall gar nicht leisten. Wenn ich nicht arbeite, kann ich auch nicht in die USA fliegen um meine Tochter 1 x im Jahr zu sehen und zu besuchen.

Was belastet Sie am meisten an Ihrer jetzigen Situation?

Am meisten belastet mich der Stress in der Klinik, Mobbing durch Arbeitskollegen, häufige Erkrankung der Kollegen, Belastung mit depressiven Phasen vor allem am Wochenende (da bin ich meistens alleine) und vor allem die Trennung der Tochter und dem Enkelkind (leben in der USA)

Auszeit selber nehme ich mit Freunden zum Wellness, Ablenkung durch lesen usw.

Haben Sie Anregungen zu Verbesserungen an Ämter, Sozialdienste, an Mitmenschen (direktes oder weiteres Umfeld), an unsere Regierung?

Beantrage demnächst die Erhöhung der Schwerbehinderung und hoffe auf Erhöhung.

Rezeptzuzahlungen sind einfach zu hoch.

Zuzahlen für Therapien sind zu hoch, dadurch mache ich einfach zu wenige, was mir helfen könnten, bzw. die Schmerzen verbessern könnten.

Kurbeiträge pro Tag sowie Klinikbeiträge pro Tag von je 10 Euro können sich viele nicht leisten und vermeiden so die Hilfen im Gesundheitswesen.

Hier können Sie gerne alles schreiben, was Ihnen auf dem Herzen liegt als Betroffene? Schütten Sie gerne Ihre Seele aus.

Es ist super, dass ich bei diesem Fragebogen schon mit meinen Wünschen und gesundheitlichen Beschwerden äußern durfte.

Name: Le. Alex Sax

Erkrankung: Demenz (welche Art ist unklar)

-Angehöriger-

Wie lange sind Sie erkrankt?

Unbekannt. Seit Mai 2015 wurde es durch einen Unfall entdeckt. Vorher rettete die Routine alles. Da er bereits 79 Jahre alt war, war Vergesslichkeit auch nicht so ungewöhnlich.

Wie lange werden Sie gepflegt?

Ja

Wie lange werden Sie gepflegt?

Seit Mai 2015. Erst im Spital, dann ging es direkt ins Heim, da eine Eigenversorgung nicht mehr möglich war.

Wie sieht ihr Alltag aus?

Mein Vater hat erstaunlicherweise wenig Probleme. Er ist bescheiden und zufrieden, mit der Pflege. Die ist auch gut. Natürlich ist er ab und an genervt, wegen seiner Vergesslichkeit. Aber er will die Krankheit nicht wahrhaben und lehnt sie ab. Er sagt einfach, er sei halt alt und deshalb funktioniere das Gedächtnis nicht mehr so. Wir lassen das stehen und unterstützen ihn einfach in seinen Vorstellungen. Das ist am einfachsten.

Belastungen erfährt er bei schwerwiegenden Sachen. Meine Mutter starb im August 2016. Es macht ihm Mühe, das zu begreifen. Vor allem ist es schwierig, weil er den Todesfall durch das fehlende Gedächtnis immer wieder von neuem erlebt. Das ist quälerisch für ihn. Nur können wir da nicht helfen. Das ist Demenz, mal geht es schlechter, mal besser.

Was belastet Sie am meisten an Ihrer jetzigen Situation?

Für uns waren und sind die Ärzte ein Problem. Demenz ist einfach noch kein Thema. Da wird weder eine Anamnese vorgenommen, noch sonstige Abklärungen getroffen. Wir Angehörigen mussten alles selber suchen. Das ist schwierig, da eine Demenz auch durch Ernährungsfehler etc. gestützt werden kann. In dem Moment würde sich das wiedergeben. Das war jetzt bei uns nicht so. Aber es ist äußerst mühsam, alles alleine zu machen. Speziell der Heimarzt, der ihm beim Eintritt bescheinigte, er sei absolut gesund und schnell wieder draußen, war das größte Problem. Soviel Ignoranz und Inkompetenz hätte ich nicht erwartet. Natürlich denkt dann der Patient auch, dass er von seinen Angehörigen einfach ins Heim abgeschoben wird. Die Situation finde ich bis heute unhaltbar.

Nehmen Sie sich als Angehöriger Auszeiten? Wie sehen diese aus?

Da er in einem guten Heim gepflegt wird, ist das nicht nötig. Wir besuchen ihn oft und nehmen ihn mit. Da gibt es kleine Ausflüge etc. Am Wochenende ist er bei uns und an den Feiertagen sowieso.

Allerdings war meine Mutter bis zu ihrem Tod vier Jahre lang krebskrank. Das hat eine doppelte Belastung gegeben, da wir viel Zeit investierten. Circa zwei Jahre haben wir also für beide in der einen oder anderen Weise gesorgt. Sie brauchte massiv mehr Zeit, da sie zu Hause blieb. Die Belastungen sind hier hauptsächlich die Administration und die Behörden. Allein dieser Teil ist schon fast ein Halbtagsjob gewesen.

Glücklicherweise war ich bereits selbständig tätig und konnte so meine Zeit besser einteilen. Mit einem 100 %-Job wäre das zum Problem geworden.

Haben Sie Anregungen zu Verbesserungen an Ämter, Sozialdienste, an Mitmenschen (direktes oder weiteres Umfeld), an unsere Regierung?

Die Sozialdienste könnten freundlicher sein. Schließlich kann niemand etwas dafür, wenn er alt und dement wird. Aber meine größte Kritik gilt den Ärzten. Hier sollte ein klarer Ablaufplan vorliegen, was zu machen ist und vor allem, wie mit dem Patienten umgegangen werden soll. Falschinformationen sind auch für Demente nicht hilfreich.

Hier können Sie gerne alles schreiben, was Ihnen auf dem Herzen liegt als Angehöriger, sowie als Betroffener? Schütten Sie gerne Ihre Seele aus.

Ein weiteres Problem sind die Sparmaßnahmen in den Heimen. Das führte bei uns dazu, dass sie meinen Vater medikamentös ruhiggestellt haben. Und das, obwohl er bereits ruhig war. Für Demente ist das eine Katastrophe, da sie so noch weniger Möglichkeiten haben. Wir haben einen externen Arzt eingeschaltet. Jetzt geht es ihm wieder besser. Es ist natürlich auch sehr schwierig, die Demenz von einer Ruhigstellung zu unterscheiden. Da wir viel bei ihm sind, kam die Vermutung aber auf, die durch den externen Arzt bestätig wurde.

Anders ausgedrückt, wir müssen dauern den Behörden und dem Heim auf die Finger sehen und genau schauen was sie machen. Wie sieht das bei Patienten aus, die niemanden haben? Diese Vorstellung ist erschreckend. Wir sind auch einmal alt und uns wird es wohl noch schlechter gehen. Da stellt sich schon die Frage, ob ich das jetzt schon organisieren muss. Und wenn ja, wie?

Name: anonym

Erkrankung: Gehirnblutung = Schlaganfall/Halbseitenlähmung rechts, Sprachstörungen

-Betroffene-

Wie lange sind Sie erkrankt?
Seit 20 Jahren

Wer sie gepflegt?

nicht mehr

Wie sieht ihr Alltag aus?

Anfangs im Akutstadium war es sehr schwierig, wir mussten unsere Wohnung behindertengerecht und für den Rollstuhl umbauen lassen. Duschen war wegen des zunächst nicht behindertengerechten Badezimmers nur mit Hilfe möglich. Ich konnte weder meine Familie noch meinen Haushalt allein versorgen.

Ich hatte zwei kleine Kinder (einen Vierjährigen und ein Neugeborenes). Hätte ich nicht meine Verwandtschaft und die tatkräftigen Damen der katholischen Nachbarschaftshilfe gehabt, die mir tagsüber geholfen haben, wäre ich als Betroffene psychisch und physisch nicht in der Lage gewesen, mich um eine Verbesserung meines Zustandes zu bemühen. Mein Vierjähriger bekam – nur aufgrund der besonderen Umstände – einen Notkindergartenplatz.

Mein Mann war ebenfalls sehr froh darüber, da er beruflich stark eingebunden war und nicht einfach unbegrenzt Urlaub nehmen konnte. Er hat sich nach Feierabend, nachts und in der Frühe um mich und die Kinder gekümmert

Nach Jahren musste ich eine neurologische Bescheinigung beantragen, dass ich in der Lage bin, ein Fahrzeug zu führen. Mein Auto wurde umgebaut und ich musste erneut eine Fahrprüfung ablegen, bevor ich endlich wieder Autofahren konnte.

Was belastet Sie am meisten an Ihrer jetzigen Situation?

Für den Erkrankten ist sehr schwer, in beinahe jeder Hinsicht von anderen abhängig zu sein und eventuell bevormundet zu werden. Alles, was vorher selbstverständlich war, geht nicht mehr oder nur unter sehr erschwerten Umständen. Das Selbstbewusstsein leidet erheblich darunter Mit am Schlimmsten ist die Ungeduld. Zu akzeptieren, dass die Genesung trotz intensiver Bemühungen, wenn überhaupt, dann sehr zäh voranschreitet, ist beinahe unmöglich

Für Angehörige ist es schwer, die richtige Balance zwischen Mitgefühl und dem Fordern des Kranken zu finden. Sie sind bezüglich der Pflege und Versorgung des Erkrankten oft überfordert. Wenn sie nicht psychisch und körperlich sehr stabil sind, werden sie selbst oft krank.

Haben Sie Anregungen zu Verbesserungen an Ämter, Sozialdienste, an Mitmenschen (direktes oder weiteres Umfeld), an unsere Regierung?

An Ämter, Sozialdienste und Regierung: Mehr Verständnis und unbürokratische Hilfestellung. Dass man zum Beispiel nicht ewig um die notwendige Reha kämpfen muss, weil der medizinische Dienst (nur aufgrund der Aktenlage, ohne persönliche Untersuchung) entschieden hat, dass man diese nicht braucht

Generell: Dass in Behindertenheimen der Betreuungsschlüssel erhöht wird. Es kann nicht sein, dass in einem Haus mit unterschiedlich behinderten Jugendlichen (körperlich/und oder geistig) für zwanzig Personen gerade mal ein einziger Betreuer vorhanden ist und die Betroffenen deshalb keine Arzttermine wahrnehmen können, weil sie niemand begleiten kann Mehr finanzielle Förderung und Anerkennung von Ärzten, die sich auf die oft schwierige und sehr zeitintensive Behandlung von Behinderten spezialisieren (beispielsweise zahnmedizinische Versorgung). Sollte auch in der medizinischen Ausbildung mehr thematisiert werden.

Dass vom Finanzamt die notwendigen Umbauten, sonstige Maßnahmen und die Anschaffung von Hilfsmitteln, die einem das Leben leichter machen, ohne langen Kampf als außergewöhnliche Belastung anerkannt werden

An die Mitmenschen: Berührungsängste abbauen. Sich klarmachen, dass jeder ganz schnell vom Gesunden zum Behinderten werden kann. Körperlich behinderte Menschen ganz normal behandeln, sie nicht anstarren oder ignorieren und auch nicht beleidigt reagieren, wenn angebotene Hilfe abgelehnt wird. Mitleid ist neben Bevormundung das letzte, was ein Behinderter möchte und braucht.

Hier können Sie gerne alles schreiben, was Ihnen auf dem Herzen liegt als Angehöriger, sowie als Betroffener? Schütten Sie gerne Ihre Seele aus.

Siehe oben, da ist alles gesagt

Name: Nicole

Erkrankung: MS

-Betroffene und Angehöriger-

Wie sieht ihr Alltag aus?

Eigentlich brauche ich Hilfe von meinem Mann, rund um die Uhr. Aufstehen, zu Bett gehen, sich hinlegen auf dem Sofa & wieder aufstehen, Bad, Toiletten-Gänge, Fahrten zum Arzt & Therapeuten. Ich kann allein nicht mehr so viel machen!

Werden Sie gepflegt?

Ja

Was belastet Sie am meisten an Ihrer jetzigen Situation?

Die Unmöglichkeit alles allein zu können. Mein Mann macht sich Sorgen, dass er nicht mehr lange das Ganze bewältigen kann.

Haben Sie Anregungen zu Verbesserungen an Ämter, Sozialdienste, an Mitmenschen (direktes oder weiteres Umfeld), an unsere Regierung?

Viele Gebäude sind nur bedingt barrierefrei. Manchmal gibt es noch eine kleine Stufe, manche Türe sind viel zu schwer, es gibt auch Behinderten-Toiletten die so voll sind wie ein Rumpelkammer: das heißt, man kann sich mit dem Rollstuhl kaum drehen.

Mit Ämter & Sozialdienste & Krankenkasse habe ich immer Glück gehabt: nette & aufmerksame Mitarbeiter.

Aber Beschäftigte von Sanitätshäuser sind oft nicht in der Lage zu helfen oder zu verstehen, was man für ein Problem hat. Man fühlt sich dann hilflos und erniedrigt!

Anregungen an die Regierung hätte ich im Moment nur bezüglich Barrierefreiheit und Hilfsmittelbenutzung. Ich meine damit, dass manche Bürgermeister, Abgeordnete, Politiker etc. ruhig einen Tag im Rollstuhl oder am Rollator oder mit Stöcke verbringen könnten. Nur so kann man ein Gefühl bekommen, wie es ist!

Hier können Sie gerne alles schreiben, was Ihnen auf dem Herzen liegt (Angehörigen sowie Betroffener). Schütten Sie gerne Ihre Seele aus.

Man fühlt sich als Betroffener missverstanden. Angehörige geben sich sehr viel Mühe aber es bleiben immer unausgesprochene Probleme, die für den Betroffenen schlimm sind aber für die Angehörige nur Kleinigkeiten. Dann heißt es: "Was willst Du denn, ist doch alles in Ordnung, das kann warten, habe Dich nicht so, warum weinst Du, Du wirst jetzt doch nicht hysterisch, oder?"

Für mich fühlt es sich an, als wäre die Befehlshaberin, das will ich aber nicht sein! Weh, ich bin dann nervös & erkläre schlecht oder aufgeregt, was ich noch brauche! Dann ist der Teufel los: "Du bist schlimm, sei doch froh, dass man Dir hilft"!

Name: Rainer Pick

Erkrankung: Schlaganfall 1999 und 2012

-Angehöriger-

Wie lange sind Sie erkrankt?

Seit 1999

Wie lange werden Sie gepflegt?

Ja, Seit 1999

Wie sieht ihr Alltag aus

Allmorgendlich erwache ich nicht nur, sondern mein Blick geht zu Christel, die in ihrem Pflegebett liegt. Sie erhält noch alle Getränke und die Medikamente über ihre Magensonde, PEG. Also schließe ich zuerst den Flüssigkeitsbehälter an ihren PEG- Anschluss an und kontrolliere dessen Laufgeschwindigkeit und reguliere sie, falls erforderlich. Dann kümmere ich mich um das, was per Katheter ihre Blase verlassen hat. Auch die Menge registriere ich und vergleiche sie mit dem, was am Vortag alles so geflossen ist. Dann kümmere ich mich um die Medikamente. Sie sind alle wasserlöslich und im Porzellanmörser zerstoße ich sie, bis sie pulverisiert sind. Etwas Wasser kommt hinzu, dann wird alles verrührt, bis die Medikamente aufgelöst sind. Anschließend ziehe ich den Cocktail in eine etwas größere Spritze. Über einen separaten Anschluss zur Magensonde versorge ich meinen geliebten Patienten mit den nötigen Medikamenten. In der Zwischenzeit habe ich die Kombination von Monitor und PC an ihrem Bett, in Gang gebracht und einen Film, Komödie bei You Tube gefunden, über den Christel gut lachen kann. Der läuft nun und ich kann mich in der Küche um ihr Frühstück und meinen Kaffee kümmern. Wenn der morgendliche Film gesehen ist, beginne ich mit dem Waschen. Im Bett geht das recht gut, was die unteren Körperregionen anbetrifft, anschließend wird alles angezogen, was der Tag so braucht, bis auf den Oberkörper, der ja erst noch gewaschen werden muss. Vorerst jedoch erfolgt der Transfer vom Bett in den bereitgestellten Rollstuhl. Wenn sie sich gesetzt hat, entkleidet sie sich, mit meiner Hilfe, von der Schlafjacke und wir rollen in die Badestube, hin zum großen Waschbecken. Wenn ich ihre Hose und die Beine mit einem großen Handtuch abgedeckt habe, dann beginnt sie mit dem Einlass des Wassers ins Waschbecken. Helfend greife ich allenfalls bei der Regulierung der Wassertemperatur und zur Tätigkeit der rechten Hand ein. Ihre rechte Körperhälfte war ja komplett gelähmt und dank der Einsätze der Therapeuten hat sie sie mobilisieren können, leider nur teilweise……

"Bewaffnet" mit einem Lätzchen, Kleiderschoner genannt, beginnt Christel ihr Frühstück. Dessen Zustand ist in unterschiedlicher Intensität püriert, denn der Schlaganfall hatte auch ihre Möglichkeit spontan zu schlucken, komplett ausgeschlossen. Während Christel frühstückt und therapiert wird, schaue ich mir im PC an, was alles Interessantes in den Stunden, die ich nicht online war, geschehen ist. Für mich ist das Internet nicht nur die Möglichkeit unkompliziert mit unseren Kindern in ganz Deutschland zu kommunizieren, sondern auch mit den Freunden in Schweden, Polen, der Ukrainer, Kroatien und Amerika.

Während Christel in den Händen der Therapeuten wieder erlernt, was ihr Körper zuvor so selbstverständlich und unbeachtet absolvierte, unterhalte ich mich mit den Fachleuten, angefangen bei den Mitarbeitern des PD bis hin zu den Logopäden. Ich will mehr wissen, von dem was sie wie machen! Ich will lernen, Christel noch besser zu unterstützen … (das war nur der Morgen bis kurz vor dem Mittagessen)

Ich schreibe darüber bereits am zweiten Buch, es gibt z. B. „Komawache" div. Beteiligungen an Anthologien, beispielsweise „Die Brücke"

Was belastet Sie am meisten an Ihrer jetzigen Situation?

Angehöriger:

Sie spricht seit 2012 kein einziges Wort mehr mit mir. Wir verständigen uns, soweit man das so nennen kann, durch Augenkontakt und Mimik/Gestik. Oft kann ich nicht einordnen, was sie meint und es kommt zu Missverständnissen und Irrtümern.

Nehmen Sie sich als Angehöriger Auszeiten?

In den Nächten finde ich Stunden für mich.

Wie sehen diese aus?

Ich lese „Schundliteratur, beispielsweise Perry Rhodan mit viel Begeisterung.

Haben Sie Anregungen zu Verbesserungen an Ämter, Sozialdienste, an Mitmenschen (direktes oder weiteres Umfeld), an unsere Regierung?

In meinem Umfeld gibt es Freunde, nicht viele, aber äußerst zuverlässige und hilfsbereite Menschen.

Den Ämtern muss man immer erst das „Amtsgesicht" entfernen, oft verbergen sich dahinter richtige Menschen, denen man, mit Geduld und Ruhe, oft mehrfach, alles erklären kann und man muss ihre Hilfsbereitschaft herausfordern. Oft kommt etwas dabei heraus, nur die Textbausteine der Ämter und Krankenkassen sind ein Gräuel!

Hier können Sie gerne alles schreiben, was Ihnen auf dem Herzen liegt als Angehöriger, sowie als Betroffener? Schütten Sie gerne Ihre Seele aus.

In unserer Gesellschaft mangelt es daran, die Menschen mit Behinderung als vollwertige Menschen anzusehen. Jeder halbwegs gesunde Mitmensch hält sich für den Gipfel der Zivilisation. Die „Euthanasie in kleinen Schritten" beginnt bei allen gesunden Menschen, bis hin zu den Politikern, die sich für den Nabel der Welt halten und dabei doch nur ihre eigenen Existenzbedingungen auf hohem Niveau erhalten wollen.

Name: anonym

Erkrankung: MS

-Angehörige-

Wie lange sind Sie erkrankt?

Ehemann seit 2006

Wie lange werden Sie gepflegt?

Ja, Intensiver seit 2010

Wie sieht ihr Alltag aus?

Mein Alltag als Betroffene richtet sich nach der Tagesverfassung von meinem Ehemann, den ich pflege. Wann wir essen, wann wir das Licht aus oder anmachen, etc. hängt davon ab. Einen Rhythmus gibt es nicht mehr. Wir üben jeden Tag zusammen bzw. ich bewege ihn fast jeden Tag durch, dass zusätzlich zur Physiotherapie, die 3 x in der Woche kommt.

Morgens versuche ich jedoch zunächst von meinen eigenen Schmerzen wegzukommen, die mich inzwischen jeden Tag begleiten.

Was belastet Sie am meisten an Ihrer jetzigen Situation?

Die absolute Hilflosigkeit. Zuzusehen, wie es meinem Mann schlecht geht, zuzusehen wie es schlechter wird und nichts dagegen machen zu können.

Nehmen Sie sich als Angehöriger Auszeiten? Wie sehen diese aus?

Wenig, wenn dann gehe ich eben einkaufen. Selten fotografieren, ich schreibe und zeichne, wenn ich etwas Luft habe, dafür bin ich dann aber zu Hause und in Rufbereitschaft.

Haben Sie Anregungen zu Verbesserungen an Ämter, Sozialdienste, an Mitmenschen (direktes oder weiteres Umfeld), an unsere Regierung?

Ich würde die Pflegenden Angehörigen (PA) in einen anderen Topf als Hartz-IV-Empfänger stecken. Umschichten sozusagen. Damit PA, die sich entschieden haben, zu Hause zu pflegen eine Art Grundgehalt erhalten, inkl. Rentenbeiträgen, die NICHT gekürzt werden, wenn sie sich stundenweise Hilfe dazu holen. Somit wäre der Druck, zu einem Amt zu müssen, tlw. Repressalien ausgesetzt zu sein in Bezug auf Jobsuche, obwohl man pflegt und tlw. keine Zeit und Kraft mehr hat, weg. Die Angst vor Altersarmut wäre ebenfalls vom Tisch. Der Satz müsste die normalen Lebenshaltungskosten abdecken. Viel erwarten wir ja nicht, aber es kann nicht angehen, dass viele von uns in Armut geraten, weil sie pflegen.

Bürokratische Hürden müssten abgebaut werden und es sollte möglich sein, dass PA, die nachweislich pflegen, auch Physiotherapie oder Massage bekommen, ohne Kniefälle vor Ärzten machen zu müssen. Pflegearbeit ist oft eine schwere Arbeit.

Hier können Sie gerne alles schreiben, was Ihnen auf dem Herzen liegt als Angehöriger, sowie als Betroffener? Schütten Sie gerne Ihre Seele aus.

Wir pflegenden Angehörigen müssten zusammen eine Lobby bilden, dann könnte die Politik nicht so erfolgreich an uns vorbeisehen und alles mit uns machen. Wir haben aufgrund der Pflegetätigkeit oft keine Zeit und/oder keine Kraft auf Veranstaltungen zu gehen.

Name: Tom

Erkrankung: Depression / bipolare Störung

-Angehöriger-

Wie lange sind Sie erkrankt?

10 Jahre

Werden Sie gepflegt?

Nein, aber unterstützt

Wie sieht ihr Alltag aus?

Zunächst „unauffällig". In hypomaner Phase hohe Produktivität und Kommittent zu überdurchschnittlichen Leistungen / stärkeren Herausforderungen.

Dadurch dann zunehmende Belastungswahrnehmung, bis zur Wahrnehmung von Überforderung.

Häufig eigene Regulierung, Risiko auf Dekompensation – und etwa alle 5 Jahre tatsächlich Dekompensation im depressiven Schub. Dann Handlungsunfähigkeit und Einschränkungen in Alltagsverrichtungen (Wäsche bleibt liegen, Aufgaben werden fehlerhaft bearbeitet, unmotivierte Aggressionsentladungen (Schreien, Abwehr von jeglichem Zuspruch).

Was belastet Sie am meisten an Ihrer jetzigen Situation? (Angehörige)

Fehlende Information in der breiten Bevölkerung über Störungsbild und konstruktiven Umgang mit Betroffenen, dadurch weitere Überlastung der Person.

Das scheint so systemseitig „gewollt" zu sein – siehe nächster Absatz.

Haben Sie Anregungen zu Verbesserungen an Ämter, Sozialdienste, an Mitmenschen, an unsere Regierung?

Bei Klinikaufenthalt unreflektierter Einsatz von Tranquilizern und Antidepressiva, bereits vor Klärung von Situation, Auslösern und Leidensdruck – man gewinnt den Eindruck, dass unter dem Diktat von „Abrechnungsfähigkeit, medizinischer Lehrmeinung und Fehlervermeidung" mittlerweile nicht mehr das Patientenwohl, sondern die justitiable Eigenabsicherung von Behandlern und Institution im Vordergrund steht. „Hauptsache Standardprozesse".

Heilung wird nach unserer Erfahrung weder angestrebt noch hinterfragt oder evaluiert, es geht eher um symptomatische Linderung – und damit Verbleib der Betroffenen in diesem Schubzyklus zugunsten medikamentöser und oberflächlicher Therapiebemühungen.

Eine Aufarbeitung z.T. umfeldinduzierter Überforderung und individueller Situation erfolgt nicht nachhaltig.

Keine systemische Begleitung – dadurch Risiko von Fehlhandlungen in der Krise mit späteren Schadensfolgen und damit erneutem Erkrankungsrisiko.

Mein Eindruck: das ist auch so gewollt, um das System am Laufen zu halten.

Name: Yvonne

Erkrankung: Multiple Sklerose

-Betroffene-

Wie lange sind Sie erkrankt?

seit 28 Jahren

Wie lange werden Sie gepflegt?

noch nicht, aber sehr unterstützt (siehe nächster Fragebogen von Sohn)

Wie sieht ihr Alltag aus? Bin noch sehr selbständig, gehe halbtags arbeiten. Kann noch alles alleine machen, nur durch Fatigue Einschränkungen.

Was belastet Sie am meisten an Ihrer jetzigen Situation? Die Fatique, die aus dem Nichts kommt.

Nehmen Sie sich als Angehöriger Auszeiten? Wie sehen diese aus?

Habe nur meine Kinder, von denen ich soweit wie möglich alle Belastungen wegnehme, allerdings setzt mich die Fatique oft außer Gefecht.

Haben Sie Anregungen zu Verbesserungen an Ämter, Sozialdienste, an Mitmenschen (direktes oder weiteres Umfeld), an unsere Regierung?

Ich empfinde die Bürokratie als sehr anstrengend, immer 1000 Fragebogen ausfüllen, mit KK streiten etc. das schafft man nicht, wenn man eh schon dauermüde ist.

Name: Anonym von einem Sohn (20)

Erkrankung: Multiple Sklerose (Mutter)

-Angehöriger-

Wie lange sind Sie erkrankt?

Seit 2008

Wie lange werden Sie gepflegt?

Nein, aber sehr unterstützt

Wie sieht ihr Alltag aus?

Versuchen den Alltag relativ normal zu gestalten. Man hat aber nach der Arbeit dann meist mehr Stress als andere, da es der erkrankten Person nicht so gut geht und man noch mehr helfen muss.

Nehmen Sie sich als Angehöriger Auszeiten? Wie sehen diese aus?

Man versucht am Wochenende sich ein bisschen zu erholen. Ansonsten bemüht man sich abends eine Auszeit zu nehmen und sich abzulenken sei es durch einen Film, Sport oder sich an die Spielekonsole zu setzen oder mit Leuten zu quatschen. Auch ein bisschen zu zocken und über Probleme zu reden, damit man dem Alltag manchmal ein bisschen zu entkommt.

Haben Sie Anregungen zu Verbesserungen an Ämter, Sozialdienste, an Mitmenschen (direktes oder weiteres Umfeld), an unsere Regierung?

Man sollte die Kranken nicht immer so anstarren oder so bemitleiden. Ansonsten auch mehr Rücksicht nehmen.

Bsp.: Sieht man einen Rollstuhlfahrer auf dem Gehweg, dann sollte man zur Seite gehen und nicht stehen bleiben oder noch schlimmer – zu erwarten, dass die gehbehinderte Person zur Seite geht.

Name: Bernadette

Erkrankung: Multiple Sklerose, schubhaft remittierend

-Betroffene-

Wie lange sind Sie erkrankt?

Offizielle Diagnose seit 1998 – die Probleme haben aber schon lange vorher angefangen (als Teenager und auch schon als Kind hatte ich immer wieder Probleme, ich konnte beispielsweise nichts sehen oder nichts hören - meist war so ein komischer Ton ... der alle Geräusche überlagert hat ... ich war im

Prinzip „extrem schwerhörig"... ähnlich wie vermutlich Tinnitus war das mit dem abscheulichen Ton. - Probleme, die von Ärzten meist als „Schulstress" o.ä. abgetan wurden ... als Teenager waren sie dann am allerschlimmsten, und auch noch nach der Diagnosestellung/ mit Beginn meiner Therapie Medikation mit Interferon der neuesten Generation damals ... dann Teilnahme an einer Studie/ mit Tabletten – ich hatte die „wirklichen Tabletten" - dann gut 13 Jahre keine Medikation ... aber da ich jetzt wieder extreme Probleme habe, mache ich vielleicht wieder eine Medikation/ Therapie). Na ja: vermutlich ziemlich sicher.

Stichwort Therapie:

EGAL welche. Ich würde auch wieder Interferon nehmen, eine Zeitlang.

Auch bei einer Studie würde ich eventuell wieder mitmachen.

Werden Sie gepflegt?

Nein, nur unterstützt

Wie sieht ihr Alltag aus?

Derzeit leide ich wirklich. Ich fühle mich absolut nicht fit, kann meinen Alltag nicht wie Gleichaltrige bestreiten, und wurde jetzt auch noch bei meiner Redaktion rausgemobbt. JETZT bin ich zu meinem eh schon „ganz großartigen" physischen und auch emotionalen Befinden auch noch auf Jobsuche. Das heißt: ich werde jetzt als Freiberuflerin (in der Branche eh üblich ...), wie zuvor auch schon, weiterarbeiten, jetzt halt für andere Auftraggeber. Ich hoffe, ich finde schnell neue. Mein Ziel ist, mehrere (!!!) neue Auftraggeber zu finden, für die ich Berichte/ Artikel usw. schreiben kann – man lernt ja dazu, ich persönlich arbeite nie wieder so lange für eine einzige Zeitung! Vor allem werde ich meinem potentiellen Arbeitgeber/ Auftraggeber nie wiedererzählen, dass ich diese chronische Krankheit habe – denn das Wissen, dass ich chronisch krank bin, hat sich im konkreten Fall als Bumerang erwiesen – zusätzlich zu was auch immer das persönliche Problem meiner früheren Chefredakteurin war. Hat man zuvor eine Art Verständnis geheuchelt, wollte man mir später eine wenig begehrte Vollzeitstelle andrehen (ich kann nicht Vollzeit arbeiten – das habe ich auch bei der

Einstellung klargestellt! Ich habe während der Umfragen ja oft gemerkt, dass es für mich zu anstrengend werden konnte, und ich das dann auf drei verschiedene Befragungstermine aufteilen musste … so hat das dann auch gut geklappt)

Speziell im Sommer/ in den heißen Monaten geht es mir meistens relativ schlecht. In diesem Herbst aber habe ich das erste Mal erlebt, dass es mir ganz entgegen all meiner früheren Erfahrungen NICHT bessergeht. Da war mir klar, dass ich was tun muss.

Je nachdem wie es mir geht, kann ich nach dem Frühstück „normal weitermachen" - also derzeit eher nicht – und wenn ich einen Auftrag habe, diesen bearbeiten.

Aktuell werde ich nächste Woche meinen behandelnden Arzt aufsuchen und mit ihm auch darüber sprechen, wie es für mich weitergehen kann, ob ich bspw. einen Ausweis beantragen soll. Da ich mein Berufsfeld nicht wechseln möchte (mir macht es ja Freude!), werde ich dann eben einen Presseausweis als freie Journalistin haben, und möglicherweise auch noch einen „Behindertenausweis" - was ich mir eigentlich noch nicht vorstellen kann, vor allem bin ich nicht sicher, ob das für mich eher ein Vorteil oder eben ein Nachteil wäre. Sollte es für mich überwiegend vorteilhaft sein, beantrage ich ihn. (Ist das überhaupt so einfach?) Einfach, weil ich so wie bisher nicht weitermachen kann, weil ich seit gut zwei Jahren eine permanente Abwärtsspirale erlebe, und das absolut nicht lustig finde. Die letzten zwei Jahre hatte ich eine schwierige private, auch finanzielle Situation, und ich vermute, meine jetzigen Beschwerden haben auch damit zu tun. Ich hoffe, es wird wieder besser. Aber: ich habe keine Garantie.

Und ich habe auch keine Lust, dass ich meine MS geheim halten soll. Insofern ist das vielleicht eben doch eine Überlegung wert, dass man sagt, ich beantrage so einen Ausweis. Allerdings kenn ich mich eben zu wenig aus ;-) wie das dann wirklich funktioniert, ob ich in meinem Bereich einen Job finde, etc. da das betreffende Unternehmen ja finanzielle Vorteile hätte, wenn es mich einstellt? Habe ich dann hoffentlich nicht wieder so ein tolles

Erlebnis mit diversen „netten" Vorgesetzten ... das hat mich wirklich getroffen. Ich hätte ihr das nie zugetraut.

Was belastet Sie am meisten an Ihrer jetzigen Situation?

Meine, Entschuldigung, dumme Umwelt, die mich blöd anschaut, wenn ich mich am Straßenrand hinsetzen muss, weil ich nicht weitergehen kann.

Nehmen Sie sich als Angehöriger Auszeiten? Wie sehen diese aus?

Ich würde es meiner Familie gönnen.

Haben Sie Anregungen zu Verbesserungen an Ämter, Sozialdienste, an Mitmenschen (direktes oder weiteres Umfeld), an unsere Regierung?

Von den meisten meiner Mitmenschen erwarte ich mir nichts mehr. Dass dich wer fragt, wenn es dir sichtbar mies geht, ob er dir helfen kann, kommt praktisch NIE vor.

Von Ämtern (Sozialamt und Co) ERWARTE ich mir mehr Unterstützung, und dass man nicht so blöd rumtut. Da wirst du zum Beispiel zu einem Amtsarzt geschickt, der dich nicht mal richtig anschaut, dir blöde Fragen stellt, die er stur in seinen Computer haut, und er findet es als ALLGEMEINMEDIZINER nicht einmal angebracht, dass er „deinen heutigen Gesundheitszustand"/ dein Befinden medizinisch abklärt ... Blutdruck messen und Co ... Wenn du eh schon so drauf bist, dass noch dem größten Vollidioten klar wird, da ist was...

Hier können Sie gerne alles schreiben, was Ihnen auf dem Herzen liegt als Angehöriger, sowie als Betroffener? Schütten Sie gerne Ihre Seele aus.

Wie gesagt, ich erwarte mir von meiner Umwelt gar nichts mehr. Die können mich alle gernhaben – statt sich groß Gedanken zu machen, weshalb ich nicht Vollzeit arbeite ... empfehle ich, dass man sich mehr mit dem eigenen Dasein beschäftigt.

Habe mir sicher was Anderes vorgestellt unter meinem Leben als 38jährige ;-) denn diesen Geburtstag feiere ich in dem Monat ... aber andererseits gibt's ja auch die Momente, in denen es mir mal gut geht. Ich hoffe, sie werden wieder häufiger. Wenn ich jetzt noch recht bald eine neue berufliche Herausforderung finde, am besten freiberuflich (ich kann ja nicht garantieren, wie es mir tagsüber geht, ob ich das Haus tatsächlich verlassen kann, etc.), bin ich zufrieden.

In diesem Frühjahr hatte ich nach einer Umfrage in Anwesenheit meines kleinen Bruders einen Nervenzusammenbruch, weil mir alles zu viel wurde ... es war so warm und alles ... das sind die Momente, in denen meine Familie mir von Herzen leidtut. Ich habe es dann irgendwie nach Haus geschafft ... angeleitet von meinem Bruder ... ich hoffe, er wird mir das nicht irgendwann mal übelnehmen, dass er so oft miterlebt hat, wie mein Leben mit MS *auch* aussehen kann.

Jedenfalls werde ich mir für keinen meiner künftigen Auftraggeber mehr „zu viel" antun im Sinne der Gesundheitsschädigung. Den Dank dafür, dass ich mich immer bemüht habe und oft auch DANN eine Umfrage gemacht habe, wenn es mir gar nicht gut ging ... oder eine Berichterstattung ... habe ich jetzt eh bekommen. Gut, dass man immer dazu lernen kann.

Falls ich einen Ausweis beantrage, ist eh klar, dass es der Arbeitgeber weiß – ansonsten aber erfährt er von mir GAR NICHTS MEHR.

Name: Marianne Oeschger

Erkrankung: Multiple Sklerose, sekundär progredienter Verlauf

-Betroffene-

Wie lange sind Sie erkrankt?

Die Diagnose erfolgte 2005. Rückblickend wurde der Beginn der Erkrankung auf 1990 festgelegt.

Werden Sie gepflegt?

Nein, nur unterstützt

Wie sieht ihr Alltag aus?

Trotz deutlicher Reduzierung der Gehstrecke bin ich -außer der Reduzierung für den Behindertengrad - voll berufstätig. Die Schule an der ich unterrichte ist nicht barrierefrei. Mein Alltag ist daher von vielen Stufen geprägt. Derzeit ist die Schule wegen Umbau in Containern untergebracht, was mir meinen Alltag deutlich erleichtert. Ohne meine Kollegen wäre ich dennoch längst arbeitsunfähig, da ich nicht in der Lage bin Unterrichtsmaterial, das nicht in meinen Rucksack passt, zu transportieren. Oft nehmen mir meine Kollegen auch Arbeit ab, die für mich sehr anstrengend, aber machbar wäre, ohne dass ich darum bitten muss.

Auch zuhause gibt es keine Barrierefreiheit, da wir im Denkmalschutz wohnen und uns das Geld für den Umbau fehlt. Meine Familie hilft und unterstützt mich hier, sodass wir in unserem Haus verbleiben können. In der Freizeit nehmen mich Familie, Freunde oder Kollegen mit und ermöglichen mir damit weit mehr als was ich alleine unternehmen könnte.

Im Großen und Ganzen lebe ich also wie jeder andere auch- mit deutlichen körperlichen Einschränkungen.

Was belastet Sie am meisten an Ihrer jetzigen Situation?

Meistens "kämpfe" ich mit Institutionen: Zum Beispiel:

Meine Schule wird saniert, aber vermutlich wird es keinen Aufzug geben. Diesen müsste der Gemeinderat der Stadt Heilbronn durchwinken und der ist nicht mein Arbeitgeber (der eine gewisse Fürsorgepflicht hätte). Mein Arbeitgeber ist das Schulamt. Das wiederum ist aber nicht zuständig für den Umbau der Schule. Da es sich lediglich um eine Sanierung handelt, gibt es keine rechtliche Handhabe für einen Aufzug.

Oder: Meine private Krankenversicherung zahlt mir keine Reha. Weder wegen der MS ("Verbessert sich nicht durch eine Reha") noch für meine erheblichen Lymphödeme ("Wird prinzipiell nicht gezahlt")

Da hilft auch kein Rechtsanwalt.

Es gäbe noch viele weitere Beispiele...

Haben Sie Anregungen zu Verbesserungen an Ämter, Sozialdienste, an Mitmenschen (direktes oder weiteres Umfeld), an unsere Regierung?

Es wäre schön, wenn man nicht gleich unter Generalverdacht stünde, wenn man zu egal welchem Amt geht. Nicht alle Menschen sind schlecht und wollen sich irgendetwas erschleichen, was ihnen gar nicht zusteht.

Auch klasse wäre es, wenn vor allem manche Fachärzte (ich spreche ausdrücklich NICHT von Neurologen) sich auf einen höflichen Umgangston herablassen könnten. Auch ich habe studiert, auch ich habe einen schweren Tag/eine schwere Woche... gehabt und habe persönliche Probleme und bin trotzdem höflich. Das muss drin sein. Gilt auch für die Damen und Herren auf den Ämtern!

Seltsamerweise sind meine Mitmenschen nicht mein Problem. Alle bis auf unglaublich wenigen Ausnahmen sind sehr hilfsbereit und freundlich.

Erst wenn die Mitmenschen ein wichtiges Amt innehaben, werden sie zur Anstrengung.

Manchmal wäre weniger mehr: In anderen Ländern habe ich gelernt, dass eine Behindertentoilette (beispielsweise) auch dann sehr hilfreich ist, wenn sie nicht den Normen entspricht. Lieber die, als gar keine, weil irgendwo 10 cm fehlen.

Ich habe oft das Gefühl mit dieser Genauigkeit stehen wir uns selbst oft im Weg.

Name: Rosa Ananitschev

Erkrankung: Depression

-Betroffene-

Wie lange sind Sie erkrankt?

seit meiner Kindheit

Wie lange werden Sie gepflegt?

Ich werde nicht gepflegt ☺

Wie sieht ihr Alltag aus?

Zurzeit geht es mir gut – nehme regelmäßig ein Antidepressivum. Ich bin jedoch psychisch kaum belastbar, negative Nachrichten zum Beispiel können schnell eine Panikattacke herbeirufen.

Was belastet Sie am meisten an Ihrer jetzigen Situation?

Am meisten belastet mich die Sorge um meinen ältesten Sohn, er ist ein extremer Einzelgänger und lebt sehr zurückgezogen, ihm selbst scheint es damit gut zu gehen, ich als Mutter kann es schlecht verstehen und denke – er sei unglücklich. Für mich ist es überhaupt wichtig, dass alle um mich herum (die ich liebe) glücklich sind, denn dann erst bin ich es auch. Deswegen passt auch dieses Zitat gut zu mir: *Besonders glücklich bin ich aber, wenn einer glücklich ist, den ich liebe. (Sei Shonagon)*

Hier können Sie gerne alles schreiben, was Ihnen auf dem Herzen liegt als Angehöriger, sowie als Betroffener? Schütten Sie gerne Ihre Seele aus.

Ich möchte gerne einen Text einfügen: (siehe Kapitel 2.7.) „**Gefangen**"

Name: A. Ga

Erkrankung: Multiple Sklerose sekundär chronisch progredient

-Betroffener-

Wie lange sind Sie erkrankt?

Offizielle Diagnose 1/13, nicht erhaltene Diagnose 1994, MS vermutlich schon länger zurückliegend

Wie lange werden Sie gepflegt?

Ich benötige keine Pflege.

Wie sieht ihr Alltag aus?

Ein normaler Alltag. 2 Kinder,9 und 15. Meine Frau ist auch berufstätig. Beide haben wir 19,25 Std die Woche.

Ich mache ganz normal den ganzen Tagesablauf, wobei ich aber darauf achten muss mir genügend Zeit einzuräumen. Alles eben eine ½ Std früher beginnen, da mir nichts mehr eben mal schnell von der Hand geht. Ich stehe rechtzeitig auf damit ich zuerst wach und fit bin. Genauso beginne ich rechtzeitig mit dem Mittagessen.

Meine Frau weiß, dass sie sich auf mich verlassen kann, wenn sie Spät- oder Nachtdienst hat.

Was belastet Sie am meisten an Ihrer jetzigen Situation?

Das ich nicht mehr dieselben Kräfte zur Verfügung habe wie früher. Wenig Einsicht deswegen. Ich benötige immer erst einmal das rote Warnsignal.

Nehmen Sie sich als Angehöriger Auszeiten? Wie sehen diese aus?

Ich bemühe mich viel zu laufen. Wir haben einen Schrebergarten und ich höre gerne Musik. Leider muss ich mit dem Lesen eines Buches gerade passen bzw. neu trainieren. Auch da mangelt es mir an Konzentration und die Augen machen nicht so mit. Augen sind so weit vom Arzt getestet und sind ohne Befund. Ich trage eine Lesebrille.

Haben Sie Anregungen zu Verbesserungen an Ämter, Sozialdienste, an Mitmenschen (direktes oder weiteres Umfeld), an unsere Regierung.

Endlich einmal das Gefühl bekommen, dass gerade die Arbeitsagentur ordentlich und kompetent mit den Menschen umgeht. Oft fehlt es an nötigem Fingerspitzengefühl. Dass die rechte Hand weiß was die Linke tut. Bisher hatte ich Glück da ich mich darauf einstellen konnte und selbst einen klaren Weg vor Augen hatte. Dadurch konnte ich nicht in die Irre geführt werden. Aber was ist wenn ...

Ich habe Angst und sorge mich, dass ich vielleicht mal meinen Beruf wechseln muss, obwohl es mir dringend geraten wurde. Ich würde gerne aus meinem Job aussteigen, als Betreuer von behinderten Menschen. Aber die Perspektiven sind nicht gerade gut. Also versuche ich das Beste daraus zu machen und hoffe, die MS wird nicht schlimmer.

Hier können Sie gerne alles schreiben, was Ihnen auf dem Herzen liegt als Angehöriger, sowie als Betroffener? Schütten Sie gerne Ihre Seele aus.

Multiple Sklerose ist noch zu wenig in der Gesellschaft bekannt. Es gibt so viele Facetten. Ein Mensch mit Krebs, Aids o.ä. kann man eher verstehen und akzeptieren.

Name: Stefanie

Erkrankung: SHT Stufe 3 und Hirnblutung (Schädel-Hirn-Trauma) nach Verkehrsunfall

-Betroffene-

Wie lange sind Sie erkrankt?

Seit Oktober 2001

Wie lange werden Sie gepflegt?

Nicht mehr

Wie sieht ihr Alltag aus?

Nach dem Unfall: Ich wurde in der Reha gepflegt und von meinen Eltern, wenn sie bei mir waren. Erste Reha war die Schmieder Klinik in Allensbach, zweite Reha war das Jugendförderungswerk in Gailingen!

Ich bin nicht berentet. Arbeite halbtags im Einzelhandel. Leider habe ich aber ziemlich viel Stress mit meiner Chefin.

Heute: Haushalt, Arbeiten, Freunde, ausruhen

Was belastet Sie am meisten an Ihrer jetzigen Situation?

Probleme in der Beweglichkeit, soziale Kontakte

Haben Sie Anregungen zu Verbesserungen an Ämter, Sozialdienste, an Mitmenschen (direktes oder weiteres Umfeld), an unsere Regierung?

Mehr Respekt von Mitmenschen

Hier können Sie gerne alles schreiben, was Ihnen auf dem Herzen liegt als Angehöriger, sowie als Betroffener? Schütten Sie gerne Ihre Seele aus.

Was ich mir wünsche ist mehr Verständnis und dass man auch den Menschen dahinter sieht, also hinter der Krankheit. In meinem Fall bekomme ich keine Reha mehr bezahlt, mit der Begründung, dass sich an meinem Gesundheitszustand nichts mehr ändert wird. Aber wie es in mir drinnen aussieht, also auch psychisch, sieht niemand!

Name: Bianca Böcksteiner

Erkrankung: Multiple Sklerose

-Betroffene-

Wie lange sind Sie erkrankt?
Diagnose Multiple Sklerose 2002

Wie lange werden Sie gepflegt?
Gott sei Dank, noch auf keine Pflege angewiesen.

Wie sieht ihr Alltag aus?
Mein Alltag sieht aus, dass ich sehr müde bin und nicht mehr so belastbar. Die einfachen Haushaltstätigkeiten kann ich meisten noch selber erledigen. Bettenüberziehen, Fensterputzen, schweren Einkauf sind fix Aufgaben **von meinem Mann** geworden.

Was belastet Sie am meisten an Ihrer jetzigen Situation?
Die Müdigkeit und die Krämpfe in den Beinen

Haben Sie Anregungen zu Verbesserungen an Ämter, Sozialdienste, an Mitmenschen (direktes oder weiteres Umfeld), an unsere Regierung?

Ich würde es super finden, wenn man die Diagnose bekommt, dass man automatsch eine Broschüre als Wegweiser bekommt. (Ambulanzen, Förderungsstellen, Selbsthilfe Vereine, Therapeutenliste, …)

Hier können Sie gerne alles schreiben, was Ihnen auf dem Herzen liegt als Angehöriger, sowie als Betroffener? Schütten Sie gerne Ihre Seele aus.

Bin etwas traurig, dass man die Einsparrungen im Gesundheitssystem, als Patient leider merkbar spürt.
Schade, finde ich es auch, dass immer noch Bewegungstherapien wie Yoga noch nicht von einer Krankenkassa bezahlt wird.
Finde es auch sehr schade, dass Cannabis immer noch nicht als Therapie füllig freigegeben ist.

Name: Nadine

Erkrankung: Depression, psychosomatische Störungen durch chronisch-orthopädische Grunderkrankung, Dysplasien der Patella

-Betroffene-

Wie lange sind Sie erkrankt?

ca. 4 Jahre

Wie lange werden Sie gepflegt?

Ich muss nicht gepflegt werden.

Wie sieht ihr Alltag aus?

Ich mache aktuell eine Umschulungsmaßnahme aus gesundheitlichen Gründen. Gerade bin ich sehr im Lernstress und leide unter akutem Zeitmangel. Immer wieder gibt es Umbrüche in meinem Leben und ich muss schwere Hürden meistern. Manchmal kommt es einem so vor, als müsste man sich noch dafür entschuldigen, krank auf die Welt gekommen zu sein. Das enttäuscht oft und man verschließt sich dann eher.

Was belastet Sie am meisten an Ihrer jetzigen Situation?

Bei Angehörigen Wesensveränderungen durch Krankheit und bei mir selbst Zeitmangel, Stress, Überforderungsgefühl und chronische Schmerzproblematik.

Nehmen Sie sich als Angehöriger Auszeiten? Wie sehen diese aus?

Mit Freunden treffen, Lesen, Bloggen, solche Sachen.

Haben Sie Anregungen zu Verbesserungen an Ämter, Sozialdienste, an Mitmenschen (direktes oder weiteres Umfeld), an unsere Regierung?

Mehr Anerkennung und soziale Hilfestellungen, wenn diese wirklich notwendig sind an den richtigen Stellen. Mehr Akzeptanz und Verständnis und vor allen, dass nicht gegen ärztliche Verordnungen, Gutachten usw. agiert wird. Erwerbsminderung wird bei Reha festgestellt und von der RV nicht anerkannt. Die Reha Abteilung des Arbeitsamtes und das Amt allgemein nach meinen Erfahrungen, sind unmenschlich. Man wird als Mensch zweiter Klasse behandelt und es werden einem große Steine in den Weg gelegt. Viel Fremdbestimmung ohne auf die eigenen Empfindungen einzugehen. Andre Gutachter, Mitarbeiter usw. bilden sich ein, zu wissen wie es einem geht. Deutschland ist ja bekanntlich ein bürokratisches Land. Dies bringt viele Hürden mit sich, die logisch auch gar nicht zu erklären sind. Man hat schon mit seinen Problemen zu kämpfen, die durch die Ämter noch größer werden.

Hier können Sie gerne alles schreiben, was Ihnen auf dem Herzen liegt als Angehöriger, sowie als Betroffener? Schütten Sie gerne Ihre Seele aus.

Damit tue ich mich schwer. ;-) Wirklich zu sagen wie es im Inneren aussieht blockiert einem. Auch aus oben genannten Gründen. Besonders auf dem Arbeitsmarkt wird man massiv diskriminiert. Da gilt man als faul, weil man krankheitsbedingt viele Fehlzeiten hat und auch wenn es immer heißt, Schwerbehinderte dürfen nicht diskriminiert werden, passiert es doch. Auch von Seiten der RV und KK! Beim Arbeitsamt ist man sowieso kein Mensch, sonst würde man dort nämlich wie einer behandelt werden. Es geht ausschließlich um Geld. Dies steht leider laut meiner Erfahrung über dem Wohle des Menschen. Reha nach schwerer Krankheit wird abgelehnt, direkt nach OP wurde mir von der Krankenkasse Hilfsmittel verwehrt und auch beim Arbeitsamt muss man Wiederspruch einlegen. Allein in diesem Jahr 2016 habe ich Wiederspruch bei allen drei Ämtern einlegen müssen um zu meinem Recht zu kommen. Mit weitreichenden, gesundheitlichen Einbußen, die durch eine zu späte Rehabilitation und verwehrten Hilfsmitteln verursacht wurden. Dafür gerade stehen tut keiner und Anträge auf Verschlechterung beispielsweise Grad der Schwerbehinderung, werden abgelehnt. Keiner ist zuständig und wenn man sich nicht selbst um alles kümmert, passiert da gar nichts. Hilf dir selbst, sonst hilft dir keiner. So sieht es hier in Deutschland zumindest für mich aus.

Name: Susanne Tobian

Erkrankung: Multiple Sklerose, Fibromyalgie

-Betroffene-

Wie lange sind Sie erkrankt?

6 Jahre

Werden Sie gepflegt?

Nein, aber unterstützt

Wie sieht ihr Alltag aus?

Ich bin zu Hause, weil ich sehr stark unter Fatique leide, Haushalt wird in mehreren Etappen über den Tag verteilt gemacht.

Das Arbeitsamt kann mit mir momentan nichts anfangen. Drei Gutachter gehabt: 1.sagt: berenten komplett und sofort 2.sagt: die soll ihren Alltag besser strukturieren, dann kann sie noch 6 Stunden mindestens arbeiten (der hat einen Knall) 3. sagt: Jo, sie ist krank und darf quasi nichts machen, kann aber noch mindestens 3 Std arbeiten

Nun denn, finde mal einen Arbeitgeber, der dir ein Bett ins Büro stellt und der damit leben kann, dass die Angestellte an schlechten Tage alle 10-15 Min eine lange Pause braucht, weil der Körper nicht mitmacht!?

Was belastet Sie am meisten an Ihrer jetzigen Situation?

Dass ich nicht so leben und schaffen kann, wie ich gerne möchte/will. Ich hasse es mich nutzlos zu fühlen.

Ich bin eigentlich sehr gern unterwegs, im Sommer kein Problem. Im Winter halten mich die Schmerzen und die körperliche Schwäche davon ab. Dann liege ich auch schon mal allein zu Hause und heule aus Frust. Bin dann froh, dass ich meine Katzen habe.

Es macht mich traurig, dass ich oft zu den Kindern nein sagen muss, weil es einfach nicht geht.

Ich bin durch die Krankheit einsam geworden, denn allzu oft musste ich Verabredungen absagen ... irgendwann wird man dann einfach nicht mehr gefragt.

Ich engagiere mich sehr für die allein zugereisten Jugendlichen hier bei uns. Vieles läuft über Facebook oder WhatsApp. Ich bin Kummerkasten, Ersatzmutti für viele Jungs. Ich setze mich für sie mit den Vormündern und Jugendämtern auseinander. Leider wird das auch langsam weniger, denn die Jungs sind angekommen und haben fast alle ihren Platz hier gefunden und schaffen es jetzt alleine.

Haben Sie Anregungen zu Verbesserungen an Ämter, Sozialdienste, an Mitmenschen (direktes oder weiteres Umfeld), an unsere Regierung?

Manchmal denke ich die Leute in den Ämtern haben nicht einmal eine Ahnung, wie wir uns fühlen, wie es uns geht. Dann wünschte ich mir, dass die sich nur mal einen Tag so fühlen müssten wie wir, dann würden sie nicht nur auf ihren Paragraphen und Vorschriften bestehen, sondern vielleicht auch mal den Menschen (dem man oft nicht ansieht wie schlecht es ihm geht) sehen und dem entsprechend handeln.

Mitmenschen, die nicht hinter einem tuscheln, nur, weil man mal torkelt oder stolpert. Fragt mich doch einfach, was mit mir ist!

Hier können Sie gerne alles schreiben, was Ihnen auf dem Herzen liegt als Angehöriger, sowie als Betroffener? Schütten Sie gerne Ihre Seele aus.

Ich bin eigentlich ein sehr ausgeglichener Mensch, mit einem riesigen Helfersyndrom (habe ich aber schon immer). Wenn ich sehe, dass es Menschen schlecht geht, dann reiße ich mir quasi ein Bein raus, nur um zu helfen. Stelle aber mir dadurch selbst ein Bein, weil in solchen Momenten definitiv nicht auf mich und meinen Körper höre. Die Quittung bekomme ich dann hinterher, dann geht es mir auch mal tagelang sehr schlecht. Aber auch das werde ich irgendwann noch lernen zu beherrschen. Ich habe mich aus diesem Grund komplett aus den Schulen der Kinder zurückgezogen. Habe nach mehr als 12 Jahren alle Ämter (Elternvertreter/Schulelternbeirat etc.) abgelegt. Denn wenn ich etwas mache, dann mache ich es ganz oder gar nicht und so habe ich mich dann auch schon im Cortison Wahn zur Schule geschleppt, nur um nicht als unzuverlässig dazustehen.

Ich hasse es Menschen enttäuschen zu müssen, vor allem wenn es meine Kinder oder meinen Partner betrifft. Ich verspreche etwas zu tun und wenn es dann soweit ist und ich dann einfach nicht kann, dann gehe ich vor schlechtem Gewissen in die Knie. Dabei mache ich es ja nicht, weil ich kein

Bock habe, sondern weil ich nicht kann. Aber es gibt auch gute Tage und die genieße ich dann umso mehr. C´est la vie ;-)

Name: Barbara Adam

Erkrankung: Depression

-Betroffener-

Wie lange sind Sie erkrankt?

seit Februar 2000

Wie lange werden Sie gepflegt?

Gepflegt werde ich gar nicht

Psychologisch betreut werde ich seid Feb. 2000 von meinem Facharzt, meinem Hausarzt und dem Psychosozialen Beratungszentrum.

Wie sieht ihr Alltag aus?

Vor der Akzeptanz der Krankheit viel mir vieles sehr schwer, manches stellte mich sogar vor schier unlösbare Probleme. Erst durch die Begleitende Therapien kam die Akzeptanz der Krankheiten. Was den Alltag betrifft musste ich mich stark umstellen, um diesen selbständig zu bewältigen.

Was belastet Sie am meisten an Ihrer jetzigen Situation?

Betroffene: Dass ich weiß, dass es mein Umfeld oft nicht leicht mit mir hat. Denn da ich nicht aus meiner Haut kann, kann ich daran auch nichts ändern.

Nehmen Sie sich als Angehöriger Auszeiten? Wie sehen diese aus?

Ich als Betroffene gebe meinen Angehörigen öfter mal eine Auszeit von mir indem ich nicht immer ja sage, wenn sie mich fragen ob ich mitmöchte bzw. kommen will.

Haben Sie Anregungen zu Verbesserungen an Ämter, Sozialdienste, an Mitmenschen (direktes oder weiteres Umfeld), an unsere Regierung?

Sämtliche Angebote sollten besser Beworben werden.

In ländlichen Gebieten sollte es mehr Anlauf/Beratungsstellen geben als dies derzeit der Fall ist. In den Städten gibt es ja schon eine sehr gute Aufteilung diesbezüglich. Wir Betroffenen vom Land hingegen müssen oft mehr als eine Stunde Anfahrt in Kauf nehmen. Dies erschwert jenen ohne eigenes Auto sind bzw. mit nur geringen Öffentlichen Verkehrsmitteln, das Aufsuchen der eh schon am Land nur sehr sporadischen Einrichtungen.

Auch sollten alle Fachärzte hierfür Patienten aller Kassen annehmen und gleichbehandeln.

Hier können Sie gerne alles schreiben, was Ihnen auf dem Herzen liegt als Angehöriger, sowie als Betroffener? Schütten Sie gerne Ihre Seele aus.

Was mich am allermeisten stört: im Umkreis von 40 km gibt es bei mir zuhause (Steiermark Graz - Umgebung) nur einen einzigen Psychologen der Patienten aller Kassen annimmt. Selbst bei ihm werden Privatpatienten was Termine angeht und plötzliches Auftauchen bevorzugt, Kassenpatienten dagegen müssen ohne Termine warten. Ich als normaler Kassenpatientin muss oft zwei bis vier Monate warten bis ich überhaupt einen Termin bekomme. Eine Bekannte hingegen (Privatpatientin mit gleicher Krankheit) braucht nur zwei bis drei Wochen warten.

Name: Andrea Ade mit Mann Helmut

Erkrankung: MS

-Betroffene/Angehörige -

Wie lange sind Sie erkrankt?

Seit 1993

Wie lange werden Sie gepflegt?

Nein, nur unterstützt

Wie sieht ihr Alltag aus?

Andrea (Betroffene): Mein Alltag fällt mir sehr schwer. Jeder Tag ist eine Herausforderung, den ich nicht bestehe, bestehen kann.

Helmut (Angehöriger): Seit ich vor zwei Jahren berentet wurde, habe ich den Haushalt übernommen.

Was belastet Sie am meisten an Ihrer jetzigen Situation?

Betroffene: Keine Spontanität, viele Ruhezeiten, da total erschöpft oder einfach `nicht mehr können`.

Angehöriger: Es belastet mich, dass meine Frau so unter ihrem Zustand leidet.

Nehmen Sie sich als Angehöriger Auszeiten? Wie sehen diese aus?

Angehöriger: Sport, Fahrrad fahren

Haben Sie Anregungen zu Verbesserungen an Ämter, Sozialdienste, an Mitmenschen, an unsere Regierung?

Betroffene: Die Fatique sollte noch bekannter werden zusätzlich zu den Krankheitssymptomen.

Hier können Sie gerne alles schreiben, was Ihnen auf dem Herzen liegt als Angehöriger, sowie als Betroffener? Schütten Sie gerne Ihre Seele aus.

Betroffene: Jeden Tag gebe ich mir Mühe und weiß gleichfalls, dass ich in mich zusammenfalle, in mein tiefes Loch falle – ich weiß, dass mich in meinem Zustand niemand versteht, aber selbst das muss ich verstehen. Mich und alle anderen muss ich verstehen und weiß so genau, wie sie mich sehen, und über mich denken, auch darüber sprechen. Ich muss es nicht einmal hören, denn manche Gedanken kann man sehen!

Angehöriger: Fatique ist kein Grund zur Erhaltung einer Pflegestufe und das verstehe ich nicht!

Name: Dagmar

Erkrankung: Multiple Sklerose

-Betroffene-

Wie lange sind Sie erkrankt?

Seit 4,5 Jahren diagnostiziert

Werden Sie gepflegt?

nein

Wie sieht ihr Alltag aus?

Wie vor der Diagnose: 2 Kids, Hund, Haus und Vollzeit als Lehrerin.

Haben Sie Anregungen zu Verbesserungen an Ämter, Sozialdienste, an Mitmenschen (direktes oder weiteres Umfeld), an unsere Regierung?

Ich finde, dass allein aufgrund der Diagnose ein GdB von mind. 50 gewährt werden sollte. Das wäre für uns ein Schutz und würde bestimmt Arbeitskraft länger erhalten, aufgrund der Entlastungen. Auch sollte Gleichstellung bei Beamten möglich sein.

Name: Michaela

Erkrankung: MS, (Zustand nach Herzinfarkt)

-Betroffene

Wie lange sind Sie erkrankt?

seit 1998

Wie sieht ihr Alltag aus? An guten Tagen versuche ich Kleinigkeiten im Haushalt zu erledigen. Leider bin ich mit Fatique behaftet. Außerdem laufe ich sehr schlecht und nur mit Hilfsmitteln und kurze Wegstrecken.

Was belastet Sie am meisten an Ihrer jetzigen Situation

Das Gefühl manchmal machtlos zu sein.

Haben Sie Anregungen zu Verbesserungen an Ämter, Sozialdienste, an Mitmenschen (direktes oder weiteres Umfeld), an unsere Regierung?

Es müsste viel mehr für Menschen mit Behinderung von Seiten der Regierung gemacht werden.

Name: Anonymus

Erkrankung: Depressionen mit leichter Angststörung

-Betroffene-

Wie lange sind Sie erkrankt?

Diagnostiziert 2011, in Wirklichkeit wohl schon seit über 30 Jahren

Wie lange werden Sie gepflegt?

nein

Wie sieht ihr Alltag aus

Dank Medikamenten relativ stabil, auch die Tiefphasen sind nicht mehr so extrem tief und nicht mehr so sprunghaft. Längere Hochphasen.

Was belastet Sie am meisten an Ihrer jetzigen Situation?

Meine geringere Belastbarkeit, dass ich bei zu viel Stress stimmungsmäßig gleich mal kippe, meine Überforderung/Angst in großen Mengen. Einkaufen ist manches Mal Horror, im letzten Kurs war es (stimmungsabhängig so,) dass selbst der Gang zur Toilette ein Spießrutenlauf war, wenn sich 5 Personen am Gang aufhielten.

Hier können Sie gerne alles schreiben, was Ihnen auf dem Herzen liegt als Angehöriger, sowie als Betroffener? Schütten Sie gerne Ihre Seele aus.

Ärzte: Gemischt, gibt halt welche mit und welche ohne Erfahrung. Der 2. war ein Glückstreffer, mein jetziger --- mal schauen, da seine Frau Psychotherapeutin ist, ist er eher auf dem Standpunkt, MAN MUSS SICH SEINEN PROBLEMEN STELLEN. Ist aber sehr kooperativ.

Psychotherapeuten: Teilweise sehr teuer (im Schnitt 80 - 95 Euro) als WS (wirtschaftlich schwache) war der Tarif vor 3 Jahren ca. 16 Euro. Befundierung von der Kasse --- keine Ahnung, das ist bei mir 17 Jahre her, da habe ich 80% zurückbekommen, weil der PT gleichzeitig Mediziner war. Gratis für Verbrechensopfer. Teilweise selber in ihren eigenen Themen verstrickt und nicht fähig, den Abstand zu bekommen. Menschen, wo man sich fragt, warum dürfen sie ihren Beruf ausführen (selbst in Institutionen, wo die gesamte Gruppe protestiert)

Psychiater: Total überlaufen, zu wenige, Wartezeiten scheinbar ellenlang. Ich hatte wieder Glück, zwar eine die privat ordiniert, aber dafür hat sie immer Zeit.

Familie: Ihnen fehlt es an Verständnis. obwohl sie sich schon Mühe geben, mich zu trösten. Aber, dass ich keine 40 Stunden mehr schaffe, das verstehen sie einfach nicht. Auch, dass ich bei 6 Leuten gleichzeitig überfordert bin, dass ich mit meinem Ex nicht essen gehen will bzw. dann abrutsche, weil alles wieder hochkommt ...

Mein Wunsch: Mehr Psychiater, Psychotherapie auf Krankenschein. Bei den Tabletten eine Lockerung, Jeden Monat zum Doc, neues Rezept holen, ist anstrengend. Überprüfung der Therapeuten, bevor man sie auf die Menschheit loslässt -- Das ist übrigens eine Sache, die ich mir auch in der Erwachsenenbildung und bei Lehrern wünsche.

Name: Daniela Ulrich

Erkrankung: MS

-Betroffene-

Wie lange sind Sie erkrankt?

seit 2001

Wie sieht ihr Alltag aus?

Starke Müdigkeit, unkonzentriert, schlechte Merkfähigkeit

Was belastet Sie am meisten an Ihrer jetzigen Situation?

Schlechte Merkfähigkeit, deswegen komme mir vor wie eine alte vergessliche Oma, schnell erschöpft, schlechte Konzentration.

Name: Sabine

Erkrankung: Multiple Sklerose

-Betroffene-

Wie lange sind Sie erkrankt?

seit April 2007

Wie lange werden Sie gepflegt?

Ich werde nicht gepflegt.

Wie sieht ihr Alltag aus?

Mein Alltag läuft eigentlich immer gleich ab. Aufstehen, anziehen, ausruhen, lesen, TV und wieder ausruhen, dazwischen Abendessen. Spazierengehen und Facebook.

Was belastet Sie am meisten an Ihrer jetzigen Situation?

Habe keine Belastung, ich habe die Krankheit wie sie ist für mich angenommen und akzeptiert und damit komme ich sehr gut zurecht.

An dieser Stelle möchte ich anmerken, dass Kornelia Schmid mir in Kapitel 1.2. über ihre Pflege ihres an Multiple Sklerose erkrankten Mannes, berichtet. Sie pflegt seit vielen Jahren rund um die Uhr. Sie hatte ich den Fragebogen nicht ausfüllen lassen, da sie in ihrer Facebook-Gruppe für die Rechte Pflegender Angehörige kämpft, aufklärt, informiert, sich austauscht, tröstende Worte für jeden findet, sich Zeit für PA´s und PE´s nimmt und vieles mehr. Mir ist oft ein Rätsel, wo sie die Zeit und Kraft hernimmt. Aber für mich war es eine Bereicherung in meinem Leben und somit durfte ich mit ihrer Hilfe über den Tellerrand blicken.

3.4. Schlusswort

Es gibt nicht mehr viel zu sagen.

Was ich oft zu sehen, beziehungsweise auch zu lesen bekam, hat mir nicht immer gefallen. Viele schlaflose Nächte verbrachte ich nicht wie früher mit Manuskript schreiben, sondern mit Überlegungen, so wie Kornelia und etliche Menschen, um die Situation von pflegenden Angehörigen zu verbessern. Außerdem verfolgte mich manche Geschichte sowie zahlreiche Berichte und Gesetze bis in den Schlaf. Je länger meine Recherche dauerte, umso mehr wuchs mein Unmut gegen „kluge, besserwisserische" Menschen, die Politiker und zu verbessernde Gesetze. Schweigt jeder, arbeitet zerknirscht und entmutigt vor sich hin, kann nichts passieren. Ändern wir nichts!

Wie ich bereits im Kapitel 2.5. erwähnt habe, wurde in unserem Sozialgesetzbuch niedergeschrieben, dass die Pflegeversicherung vorrangig durch die häusliche Pflege und Pflegebereitschaft von Angehörigen unterstützt werden soll (§3, Sozialgesetzbuch 11). Eine finanzielle Entlohnung ist nicht vorgesehen, auch wenn durch das Pflegestärkungsgesetz I und II einige Voraussetzungen vom Staat in den letzten Jahren geschaffen wurden.

Pflegende Angehörige arbeiten in den meisten Fällen 365 Tage im Jahr, 24 Stunden am Tag unter oft schweren physischen sowie auch psychischen Belastungen. Diese Arbeit vollzieht sich im Stillen und wird erst sichtbar, wenn Angehörige zusammenbrechen. Auf der einen Seite ein Segen für Pflegende, denn in manchen Heimen herrscht Pflegekräftemangel. Doch die andere Seite bleibt unberücksichtigt, wenn Pflegende Angehörige bis an die Grenze ihrer Kräfte gehen. Betroffen sind Partner, Kinder und Eltern. **Wo bleibt hier die Unterstützung? Stundenweise zu helfen/entlasten durch professionelle Pflege wird so gering wie möglich gehalten. In meinen Augen ein Fauxpas unserer Regierung.**

Mir kommt der Verdacht, dass Medizinische Dienste, die durch einen Hausbesuch die Situation der Betroffenen beurteilen sollen, getrimmt sind, von vorneherein „auszusieben". Denn die Pflegekassen sind nicht minder angehalten, Kosten und Zahlungen aus der Pflegeversicherung so gering wie möglich zu leisten.

Meine Vermutung basiert auf meiner persönlichen Erfahrung. Ich frage mich heute noch, ob die Sachberaterin des MDK mir bei ihrem Besuch überhaupt zuhörte. Ich bezweifle es, denn das Tippen in den Laptop unterbrach sie nicht, um mich eventuell mal anzuschauen, während sie ihre Fragen stellte. Ihr Vorschlag: „Wir stellen einen Reha-Antrag für Sie", war grotesk. Zumindest blickte sie mir für Sekunden in die Augen. Anscheinend weiß eine Sachbereiterin nicht, dass EU-Rentner mit unbefristeter Rente (wie in meinem Fall) und einer Erkrankung, wie die Multiple Sklerose, die sich mit den Jahren verschlechtert und durch eine Reha keine tiefgreifenden Verbesserungen erzielt werden, keine Bewilligung bekommen. Auf meinen Einwand und meiner Begründung, dass ich diesbezüglich keine Chancen hätte, meinte sie lapidar: „Man kann es mal probieren". Die Ablehnung zur Reha wurde mir eine Woche später zugesendet und die auf Pflegestufe zwei Wochen später. Ohne Worte!

In Moment läuft ein erneuter Antrag auf Pflegegrade. Die Pflegeberaterin, die seit 01.01.2017 den Patienten zusteht, berät nicht in der Wohnung, also Vorort und persönlich, nein, sie berät nur am Telefon. Meine zuständige Fachberaterin gab zu, dass sie durch die Gesetzesänderung noch nicht vollständig in die Materie eingearbeitet ist und da sie meine häusliche Situation und Erkrankung nicht kennt, soll ich den Besuch des Medizinischen Dienstes abwarten. Ehrlich? Ich hätte mir die Haare raufen können ... Den Besuch des MDK sehe ich mit gemischten Gefühlen entgegen!

Mein großer Wunsch ist, dass sich die Lobby für Pflegende Angehörige und Pflegende stärkt. Dass Gesetze mehr zu ihren Gunsten geändert werden.

Mein Buch ist weder ein Affront an die jetzige Regierung, noch Verurteilung sämtlicher Gesetze und Verbände. ABER eine Aufforderung sich gemeinsam an den Tisch zu setzen.

Die Petition von Kornelia Schmid unterstütze ich gerne. Es ist ein weiterer Meilenstein, um etwas zu verändern und anzuregen!

Landau, Januar 2017   Caroline Régnard-Mayer

4. Links und Tipps

Buchempfehlungen

»Wir bauen eine Brücke: von uns, hinaus in die Welt« (Autor Wiebke Worm), 978-3739229331

»Seelenqual mit Happy End« (Autor Heidi Dahlsen), 978-1499115895

»Wir haben MS und keiner sieht es!« Multiple Sklerose – unsichtbare Symptome (Caroline Régnard-Mayer), 978-1508418603

»Komawache« (Rainer und Christel Pick), 3-89906-188-8

»Wenn schon Pflege, dann bitte daheim« (M. Mitterer), 978-3850933186

»Sie wollen mich doch vergiften?« (Daniela Triebsch), 978-3834630872

»Novemberzeit« (Andrea Ade), 978-3735794666

Links für Hilfe oder Tipps

Die Heimmanager: http://www.die-pflegebibel.de/die-heimmanager/

Kolumne Uli Zeller: http://www.die-pflegebibel.de/uli-die-demenz-auf-der-gefuehlsebene-begegnen/

Kolumne Wiebke Worm: http://www.die-pflegebibel.de/pflege-allein-zu-haus-urlaub-und-kurzzeitpflege/

Unabhängige Patientenschutzorganisation für schwerstpflegebedürftige, schwerstkranke und sterbende Menschen: https://www.stiftung-patientenschutz.de/stiftung

Willy Flickelscheer ein virtuelles Buch über Demenz:
http://www.biogravision.de/biogravision/03sprechend.html#/0

Dr. Wilhelm Margula - Altenmedizin für Pflegefall zuhause:
http://www.aelterwerden.eu/geriatrie/

Stiftungen

Nathalie-Todenhöfer-Stiftung für MS-Erkrankte in Not:
http://www.nathalie-todenhoefer-stiftung.de/

Heinz und Mia Krone Stiftung zur Wiedereingliederung von Rollstuhlfahrern ins tägliche Leben: www.krone-stiftung.org

Franz Beckenbauer Stiftung „Wir unterstützen Menschen mit Behinderung und Personen, die krank oder unverschuldet in Not geraten sind." www.beckenbauer-stiftung.de

Hilfe für Familien mit einem Kind mit schwerster erworbener Hirnschädigung: http://ratgeber.lumiastiftung.de/de/

Marianne-Strauß-Stiftung: http://www.msshilft.de/?page_id=2

Stiftung ANTENNE BAYERN hilft

https://www.youtube.com/watch?v=-A3ZrqEC7yI

Tritt für Pflegende Angehörige ein.

http://www.wir-stiftung.org/content/aktion

Aktion Mensch

www.aktion-mensch.de/freiwillig/index.php?et_cid=6&et_lid=12519&et_sub=engagement---hauptnavigation

Stiftung Leben pur will so die Wahrnehmung und Integration von schwerstbehinderten Menschen stärken. Betroffene, Angehörige, Betreuer und Fachkräfte können hier Erfahrungen austauschen und Informationen zu allen Bereichen des täglichen Lebens mit Schwerstbehinderung erhalten.

http://www.stiftung-leben-pur.de/navigation-links/ueber-die-stiftung.html

Pflege e.V. – „Pflege geht uns alle an" – dies ist das Motto des Pflege e.V., mit dem Bürger, Unternehmen, Fachleute und die Politik angesprochen werden.

http://www.stiftung-pflege.info/stiftung/?page_id=8

Interessenvertretung für alte und pflegebetroffene Menschen
http://www.biva.de/

Für Familien mit Kindern

http://www.sternstunden.de/

http://www.mcdonalds-kinderhilfe.org/start/

http://www.tapfere-knirpse.de/

http://www.tabalugakinderstiftung.de/

www.gluecksstunden.de

http://intakt.info/bietet-informationen-und-kontakte-fuer-eltern-mit-behindertem-kind/

Wichtig für stillende Mamas von Frühchen und LKGS (Lippen-Kiefer-Gaumenspalte): www.elacta.eu/media/**pflegegeldartikel**.pdf

Interessantes - Wissenswertes

Pflege am Boden: ... ist ein von Parteien, Gewerkschaften und Berufsverbänden unabhängiger Zusammenschluss von Menschen, die in Pflegeberufen arbeiten oder Pflegenden Angehörigen und Menschen, denen die Pflege am Herzen liegt.

http://www.pflege-am-boden.de/index.html

Deutsche Multiple Sklerose Gesellschaft (Bundesverband):
www.dmsg.de

Der gemeinnützige Verein vertritt die Belange der nach aktuellen Zahlen mehr als 200.000 *MS*-Erkrankten in Deutschland, organisiert deren sozialmedizinische Nachsorge und bietet ihnen und ihren Angehörigen professionelle Information, Beratung und Unterstützung.

AMSEL: www.amsel.de

AMSEL, Aktion Multiple Sklerose Erkrankter, Landesverband der DMSG in Baden-Württemberg e.V., ist seit 1974 unabhängiger, kompetenter und zuverlässiger Partner für Multiple Sklerose-Kranke in Baden-Württemberg. Sie hat sich zum Ziel gesetzt, die Lebenssituation der Erk

rankten und ihrer Angehörigen nachhaltig zu verbessern.

www.behindertenbeauftragter.uni-wuerzburg.de

Auf den folgenden Seiten finden Studierende und Studieninteressierte mit Behinderung und chronischer Erkrankung sowie deren Angehörige Informationen über das Studium an der Universität Würzburg.

www.rehascout.info

Ihr persönliches Informationsportal rund um Rehabilitation & Pflege

Die MS hat´s nicht leicht mit mir! www.mein-leben-mit-ms-online.de

Diese Gemeinschaft ist eine internationale Selbsthilfegruppe der anderen Art, wo es auch öfter mal ziemlich lustig zu geht. Tränen werden hier seltener aus Wut und Trauer, sondern eher aus Lachen vergossen.
Erfahrungen rund um die MS oder andere Lebensthemen können hier gerne diskutiert werden.

Kostenlose Inserate für Menschen mit Behinderung: www.handicap-bazar.de

Viele hilfreichen Infos, auch unabhängig von der Krankheit Krebs: https://www.krebshilfe.de/fileadmin/Downloads/PDFs/Blaue_Ratgeber/040_0106.pdf

Pflegenaut-Informationsportal für Pflegende Angehörige: http://www.pflegenaut.de/

Mithilfe der Datenbank können Sie themenbezogen nach Beratungsangeboten rund um das Thema Pflege in Ihrer Nähe suchen: http://bdb.zqp.de/

Medizinischer Dienst der Krankenversicherung: http://www.mdk.de

Medizinischer Dienst d. Spitzenverbandes Bund der Krankenkassen: www.mds-ev.de

http://pflegegüte.de/

https://pflegeverzeichnis.org/

www.bi-daheim.de/de/service/Hilfe-fuer-Familien.php

http://www.menschen-pflegen.de/

Hilfestelle bei Hirnschäden: http://www.tettricks.de/

www.familienratgeber.de/recht/index.php

Gute Infos für PAs von der Kassenärztlichen Bundesvereinigung:

www.kbv.de/media/sp/KBV_Pflegende_Angeh_rige_Anlage3_Informationspaket.pdf

Mit Krisentelefon: www.pflege-gewalt.de/akute_notsituation.html

www.stiftung-patientenschutz.de

Info-Pool Pflege: www.pflegeverantwortung.de

Broschüre: http://www.pflegerentenversicherung.co/files/Pflege-Fiebel.pdf

https://www.myhandicap.de/community/

www.patientenberatung.de

www.patientenberatung.de/beratungstelefon/

Wegweiser im Gesundheitswesen

Ob Arzt, Krankenhaus, Pflegeheim oder Pflegedienst: Wir geben Ihnen Orientierung: www.weisse-liste.de

Wohnen im Alter: www.wohnen-im-alter.de/seniorenratgeber-haeusliche-pflege.html

Infos zum PFLEGE-TAGEBUCH:
www.heimmitwirkung.de/smf/index.php?topic=1538.0

Unabhängige Patientenberatung Deutschland | UPD:
www.patientenberatung.de
www.patientenportal.bayern.de/patientenbeauftragter/

www.**familienratgeber**.de/

www.**wegweiser-demenz**.de/tagespflege.html

Schulung u. Beratung für Angehörige an Demenz Erkrankter:
www.demenz-anders-sehen.**de**

Interessenvertretung begleitender Angehöriger und Freunde in Deutschland e.V.: www.**wir-pflegen.net**/wir-ueber-uns/ziele/

www.**pflegegeldrechner**.com/

www.**der-ambulante-pflegedienst.de/preise**.html

http://www.**pflegen-und-leben**.de

http://**hilfsmittel-netz**.jimdo.com/

www.**krankenkassenkummerkasten**.de

www.wohlfuehlanrufe.de

www.**senioren-ratgeber**.de/Pflege

www.**pflege-durch-angehoerige**.de

www.**ambulante-versorgungsbruecken**.de

www.**selbsthilfe-interaktiv**.de

"Dachorganisation von derzeit 107 Selbsthilfeverbänden behinderter und chronisch kranker Menschen und ihren Angehörigen in Bayern, vertreten unsere Interessen in der Gesundheits- und Sozialpolitik sowie in der Politik für Menschen mit Behinderung."
http://**www.lag-selbsthilfe-bayern.de**

Hilfeportal für Pflegende Angehörige: www.senporta.de/

www.**elternpflege-forum**.de

http://www.**eva-stuttgart.de/alzheimer-beratung**.html: Der Berater Günther Schwarz ist Dipl. Psych. und hat inzwischen mindestens 25 Jahre Erfahrung in diesem Bereich. Er ist der Verfasser der Broschüre der Deutsch. Alzheimer Gesellschaft

Ratgeber zu finanziellen und rechtlichen Fragen

Bei finanziellen Problemen - Miet- und Energieschulden - brandneue Empfehlungen des Deutschen Vereins:

https://www.deutscher-verein.de/de/uploads/empfehlungen-stellungnahmen/2015/dv-17-14-mietschulden.pdf

https://www.rechtstipps.de/kinder-ehe-familie/betreuung-pflege/pflegeheime-duerfen-preise-nicht-einseitig-ohne-zustimmung-der-bewohner-erhoehen

5. Danke und eine Bitte an meine Leser

Liebe Leserinnen und Leser,
natürlich freut sich jeder Autor über eine Rezension oder Weiterempfehlung seiner Bücher.

Es ist der Lohn jedes Autors. Ich habe noch nie so viel Herzblut in ein Buch gesteckt wie dieses Mal und monatelang recherchiert und gelesen, mich mit Betroffenen ausgetauscht und geredet. Umso wichtiger ist es mir, sollten Sie Anregungen oder Verbesserungsvorschläge haben, Tipps oder irgendetwas, was Ihnen auf dem Herzen liegt, dann schreiben Sie mir. Jedes Detail, jeder Vorschlag bringt mich und dieses Buch weiter.
Denn ich habe es für Pflegende Angehörige und ihre Familien geschrieben. *Dieses Buchprojekt liegt mir sehr am Herzen.* Es bringt uns alle weiter in die Richtung, dass Gesetze geändert werden und die Lobby dieser großen, doch sehr oft unsichtbaren Interessensgemeinschaft und Menschen hinter der Pflege grundlegend gestärkt wird.

Bitte schreiben Sie eine Rezension, denn dadurch bekommen mein Buch und folglich diese Menschen ein Gesicht.
Mich haben die Berichte sehr berührt und aus diesem Grund habe ich das Buch an wichtige Personen des öffentlichen Lebens geschickt. Ich hoffe so sehr, dass Pflegenden Angehörigen in Zukunft mehr geholfen wird. Das schaffen ich und mein Buch nicht alleine, so weitsichtig bin ich, aber gemeinsam können wir etwas verändern! Davon bin ich fest überzeugt und ich werde kämpfen und unterstützen bis zum letzten Atemzug.

Ein herzliches Dankeschön ♥, dass Sie mein Buch gekauft und gelesen haben und vielleicht sogar rezensieren werden.

Ihre
Caroline Régnard-Mayer

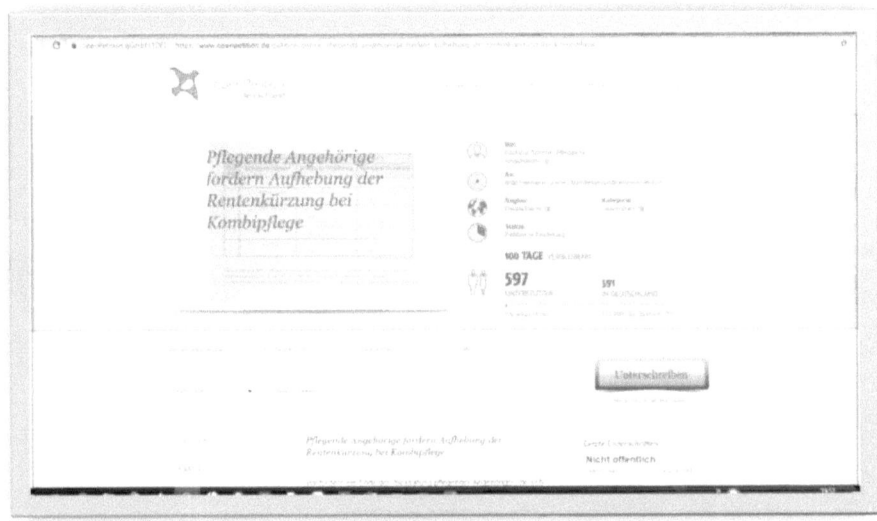

Bitte unterschreiben Sie die Petition von Kornelia Schmid. Sie finden Sie in der Gruppe „Pflegende Angehörige" auf Facebook unter:
https://www.facebook.com/groups/167270753432104/?fref=ts

oder direkt hier:
https://www.openpetition.de/petition/online/pflegende-angehoerige-fordern-aufhebung-der-rentenkuerzung-bei-kombipflege

Bis Mai 2017 können Sie gerne noch unterschreiben! Vielen herzlichen Dank.

Caroline Régnard-Mayer, geboren im Mai 1965, ist von Beruf MTLA. Berentet seit 2005 durch ihre Erkrankung Multiple Sklerose.
Sie hat zwei Kinder und lebt in Landau in der Pfalz.

Die Autorin schreibt Ratgeber für andere Betroffene zur Ermutigung und Information, ebenso zur eigenen Krankheitsbewältigung.

Bekannt in Fachkreisen wurde sie mit ihrem ersten Buch „Frauenpower trotz MS ... aus dem Leben gegriffen!". Das wichtigste Buch für die Autorin ist ihr Ratgeber "Wir haben MS und keiner sieht es!", erschienen 2015. Es beschreibt die unsichtbaren Symptome bei Multiple Sklerose und leistet einen wichtigen Beitrag zur Stärkung und Information der Betroffenen und ihren Angehörigen.

Ihr erster belletristischer Roman erschien im Sommer 2016 unter dem Pseudonym Rachel Parker.
Auch dort ist die MS ein Randthema.

Frau Régnard-Mayer ist Gruppenleiterin einer MS-Selbsthilfegruppe, Delegierte der DMSG-Rheinland-Pfalz und hat einen eigenen Blog.

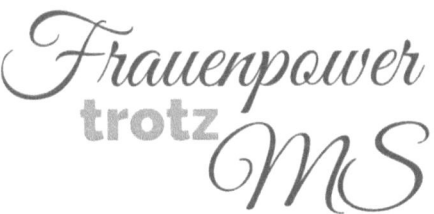

Sie können Kontakt mit der Autorin aufnehmen unter:
www.frauenpower-ms.jimdo.com
www.caroregm.blogspot.de